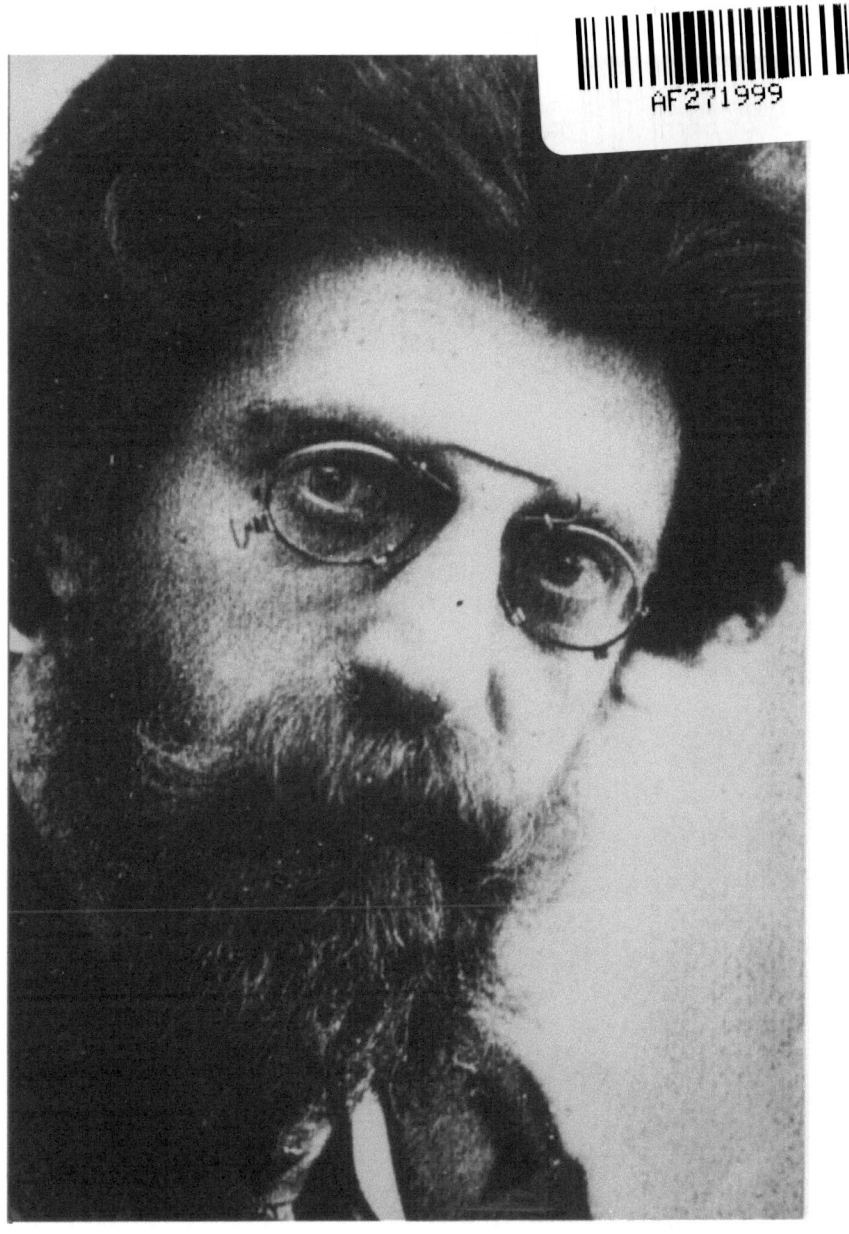

Erich Mühsam

Schriften der
Erich-Mühsam-Gesellschaft
Heft 36

Sich fügen heißt lügen?

Leben zwischen Gewalt und Widerstand

EMG 2011

Gefördert durch die Hansestadt Lübeck (Bereich Kultur), das Land Schleswig-Holstein, durch die Arbeitsgemeinschaft Literarischer Gesellschaften und Gedenkstätten aus Mitteln des Beauftragten der Bundesregierung für Kultur und Medien und die Possehl-Stiftung Lübeck

Nachweise

Fotos: EMG

Oskar Maria Graf: „Manchmal kommt es, dass wir Mörder sein müssen ..." Gesammelte Gedichte, hrsg. von Katrin Sorko. Berlin: Matthes & Seitz 2007 © List Verlag in der Ullstein Buchverlage GmbH, Berlin

Herausgeberin:	Erich-Mühsam-Gesellschaft e. V., Lübeck
Redaktion:	Jürgen-Wolfgang Goette, Sabine Kruse
© :	Erich-Mühsam-Gesellschaft 2011;
	für die einzelnen Beiträge bei den Autoren und Autorinnen
Textverarbeitung:	Gerda Vorkamp, Lübeck
Herstellung:	Books on Demand GmbH, Norderstedt
ISSN:	0940-8975
ISBN:	978-3-931079-45-1
Preis:	10,– €

Informationen:	Erich-Mühsam-Gesellschaft, Buddenbrookhaus,
	Mengstr. 4, 23552 Lübeck
	E-Mail: info@buddenbrookhaus.de
	www.erich-muehsam-gesellschaft.de

Inhaltsverzeichnis

Vorbemerkung

Die Idee, Vertreter/innen verschiedener Literaturgesellschaften zum Thema Gewalt und Widerstand zusammenzubringen, entstand nach der Jahrestagung der ALG (Arbeitsgemeinschaft Literarischer Gesellschaften) 2006 in Weimar. Dort trafen sich Repräsentanten von ungefähr 100 Literaturgesellschaften und befassten sich mit dem Thema: „Konsens oder Dekret. Aspekte der Entstehung und Wirkung des literarischen Kanons". Kein Bezug zur Gewaltherrschaft der Nazis, kein Hinweis auf das KZ Buchenwald, dessen Mahnmal weit über die Stadt sichtbar ist. Das machte uns nachdenklich.

Da Kunst und Literatur gesellschaftliche Fehlentwicklungen sichtbar machen und thematisieren, beziehen ihre Autoren/Autorinnen zwangsläufig einen Standpunkt, der sie oft in Gegensatz zu den herrschenden Machtverhältnissen führt. Viele Künstler/innen bezahl(t)en ihre Kritik mit ihrer Freiheit oder ihrem Leben. Die Entscheidung, sich anzupassen oder sich zu widersetzen, ist ein Kriterium künstlerischer Äußerung und keiner besonderen Epoche vorbehalten. Wie, wann und unter welchen Bedingungen Widerstand artikuliert wurde, haben wir an einigen Beispielen erfahren und diskutiert.

Folgende Autoren waren Mittelpunkt unserer Gespräche: Erich Mühsam, Gustav Radbruch, Erich Maria Remarque, Kurt Tucholsky, Oskar Maria Graf, Thomas Mann und Arno Schmidt.

Lübeck, im Dezember 2010   Jürgen-Wolfgang Goette
                                            Sabine Kruse

Günther Bruns

Erich Mühsams Kampf mit der Obrigkeit

Das wohl bekannteste Gedicht von Erich Mühsam ist „Der Revoluzzer".

Der Revoluzzer

War einmal einmal ein Revoluzzer
im Zivilstand Lampenputzer
ging im Revoluzzerschritt
mit den Revoluzzern mit.

Und er schrie:„Ich revolüzze!"
Und die Revoluzzermütze
schob er auf das linke Ohr,
kam sich höchst gefährlich vor.

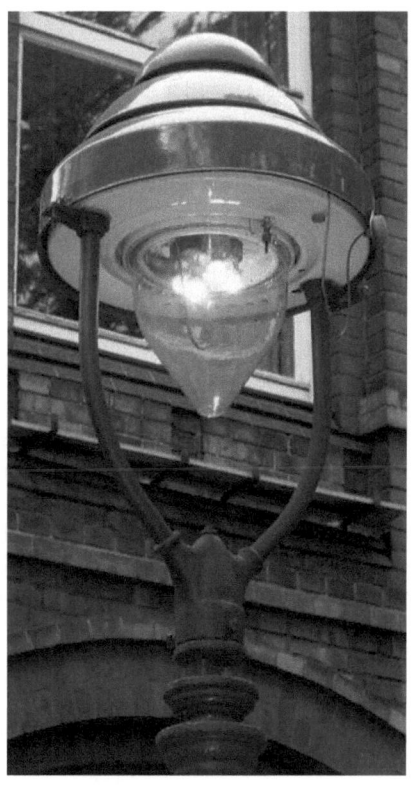

Doch die Revoluzzer schritten
mitten auf der Straßen Mitten,
wo er sonsten unverdrutzt
alle Gaslaternen putzt.

Sie vom Boden zu entfernen,
rupfte man die Gaslaternen
aus dem Straßenpflaster aus
zwecks des Barrikadenbaus.

Aber unser Revoluzzer
schrie: „Ich bin der Lampenputzer
dieses guten Leuchtelichts.
Bitte, bitte, tut ihm nichts!

Wenn wir ihn' das Licht ausdrehen,
kann kein Bürger nichts mehr sehen.
Lasst die Lampen steh'n, ich bitt!
Denn sonst spiel ich nicht mehr mit!"

Doch die Revoluzzer lachten,
und die Gaslaternen krachten,
und der Lampenputzer schlich
fort und weinte bitterlich.

Dann ist er zu Haus geblieben
und hat dort ein Buch geschrieben:
nämlich wie man revoluzzt
und dabei doch Lampen putzt.

Mir gefällt die Interpretation des Liedes von Ernst Busch sehr gut. Im Jahre 1929 vertonte der deutsche Komponist Bela Reinitz das Gedicht. Ernst Busch nahm es in sein Repertoire auf. Durch ihn wurde es weltberühmt. Mühsam spricht in einer bildhaften, einfachen Sprache. Humor, neue Wortschöpfungen, wie z.b. „verdrutzt" oder „revolüzzt", und Ironie zeichnen den Text aus. Er hat dieses 1907 geschriebene Lied *der deutschen Sozialdemokratie gewidmet*, die unter den Sozialistengesetzen Bismarcks sehr gelitten hatte, nun Anfang des 20. Jahrhunderts aber als angepasste Partei den Kapitalismus nur wohnlicher machen wollte. Es galt Reform statt Revolution. Der Lampenputzer ist in dem Lied nicht bereit, in die Tat zu kommen, stattdessen schreibt er ein Buch. Für Mühsam ist die revolutionäre *Tat* das Entscheidende. Später gründete er in München die Gruppe „Tat".

Mühsams Adressaten waren in erster Linie Arbeiter, die er von der Notwendigkeit einer Revolution überzeugen wollte. Auch fortschrittliche Teile der Intelligenz wollte er erreichen, in Kabaretts, Zeitungen, Zeitschriften, auf Flugblättern, in Büchern, in Theatern. Er musste schließlich auch sie erreichen, um die revolutionäre Basis zu verbreitern und um von den Honoraren sein Leben fristen zu können. Mühsam lehnte Modernismen wie Expressionismus oder Dada ab. Er wollte verstanden werden. Er war eher in der Reihe der Tradition der Vormärzdichter, wie Heinrich Heine, Georg Herwegh oder Ferdinand Freiligrath, zu sehen, die sich scharf von der klassischen idealistischen Ästhetik absetzten. Mühsam beschrieb Kunst so:

> Kunst als die Äußerung einer mitteilungsbedürftigen Natur, die sich mit Hilfe bildhafter Übertragung durch Sprache, Ton, Farbe, Form, Bewegung, Mimik in streng gebändigtem Ausdruck unmittelbar an das Gefühl der Mitmenschen wendet.

Kunst soll Menschen emotional ansprechen. Sie sollte aber für Mühsam auch das Ziel haben, den Menschen zu revolutionieren. Kunst war für ihn eine Waffe im Kampf. Dichtung sollte der menschlichen Gemeinschaft nützlich sein. 1920 schrieb er als Vorwort zur Herausgabe des Gedichtbandes „Brennende Erde":

Auch diese Gedichte sollen Zeugnis des Geistes sein, der die Kunst nicht aus dem Leben herausheben, sondern dem Leben und seinem besten Teil, der Revolution, dienstbar machen will. Der Zweck heiligt die Kunst! Zweck meiner Kunst ist der gleiche, dem mein Leben gilt: Kampf! Revolution! Gleichheit! Freiheit!

Mühsam wollte beim Leser seelische Erschütterung, Erhebung, Zerknirschung oder Begeisterung hervorrufen. Ernst Busch singt ausdrucksvoll. Auf der Aufnahme gestaltet er den Text hervorragend, ein begnadeter Schauspieler! Mühsam kam mit Busch an Piscators Bühne zusammen. Busch spielte wichtige Rollen in Mühsams Stücken „Judas" und „Staatsräson". Im Drama „Staatsräson" greift Mühsam einen Fall politischer Justiz auf, der in der ganzen Welt großes Aufsehen erregte. Die beiden anarchistischen Arbeiter Nicola Sacco und Bartolomeo Vanzetti wurden auf Grund von falschen Aussagen und einer beispiellosen Hetze zum Tode verurteilt. Ein Fehlurteil, das inzwischen aufgehoben wurde. Mühsam bleibt in dem Stück seinen politischen Überzeugungen treu, aber es lassen sich doch wesentliche Unterschiede zu seinen früheren Theaterstücken feststellen. Als da waren „Die Hochstapler" 1906, „Die Freivermählten" 1914, „Judas" 1921. Hauptfiguren des Stückes „Staatsräson" sind nicht mehr Künstler aus dem Boheme-Milieu, sondern Arbeiter. In früheren Stücken bediente sich Mühsam traditioneller Dramenformen. Nun experimentierte er mit einer neuen Form – dem Dokumentartheater. Hier machte sich der Einfluss Piscators bemerkbar.

Mühsam hat Zeit seines Lebens unter Richtern und der Obrigkeit der Kaiserzeit und der Zeit danach bis zu seiner Ermordung gelitten. Einige Beispiele: 1906 verfasste Mühsam ein Flugblatt zum ersten Jahrestag der russischen Februarrevolution von 1905, wurde in Berlin zu einer Geldstrafe von 500 Mark verurteilt, die sein Vater zähneknirschend zahlte.

1909 hatte Mühsam die Idee, dass man doch den *Fünften Stand*, das Lumpenproletariat, zu Revolutionären machen müsse. Er zog durch viele Kaschemmen und Kneipen Münchens, um Anhänger für seine Ideen zu finden. Solange Mühsam in der Lage war, seine Zöglinge mit Alkohol oder Tabak bei Laune zu halten, folgen sie ihm willig. Sie waren aber nicht fähig, seinen politischen Ideen zu folgen. Sie verspotteten und bestahlen ihn. Die Idee war gescheitert. Aber ein Mitglied dieser Gruppe ließ im Oktober 1909 einen Knallkörper hochgehen, der harmlos war. Da sich der „dumme Junge" auf Mühsam berief, wurde dieser für einige Tage verhaftet und schließlich wegen Geheimbündelei angeklagt, aber nach einigen Monaten 1910 freigesprochen. Trotzdem wurde Mühsam von der bürgerlichen Presse boykottiert. 1919, am 13. April, wurde Mühsam bei einem konterrevolutionären Putschversuch der SPD-Führung verhaftet und in einem Hochverratsprozess zu 15 Jahren Festungshaft verurteilt. 1933, in der Nacht vom 27. auf den 28. Februar (die Nacht des Reichstagsbrandes), wurde Mühsam durch die SA verhaftet, gequält und misshandelt. 1934, im Februar, also nach einem Jahr, kam er ins KZ Oranienburg. In der Nacht zum 10. Juli wurde er von der SS ermordet und am 15. Juli auf dem Waldfriedhof Dahlem beigesetzt.

Warum wurde dieser Sohn aus großbürgerlichem Hause ein Rebell, ein Revolutionär? Um diese Frage beantworten zu können, sollte man die frühkindliche Prägung untersuchen, um seine späteren Auseinandersetzungen mit der Obrigkeit einordnen und verstehen zu können. Mit Obrigkeiten hat jeder von uns in seinem Leben zu tun: die Mutter, der Vater, die Großeltern, die Lehrkräfte, die Chefs, der Pastor, der Rabbiner, eventuell auch die Lebenspartner, ich denke, manchmal war vielleicht auch Zenzl Mühsam für ihren Erich Obrigkeit. Mein alter Brockhaus von 1955 sagt:

> Obrigkeit, nach heutigem Sprachgebrauch die Träger der staatlichen Gewalt im Ständestaat und in der absoluten und konstitutionellen Monarchie.

Wikipedia bezeichnet als Obrigkeit diejenigen Personen oder Institutionen, die rechtmäßig oder durch Anmaßung Herrschaft und Gewalt über ihre Untertanen ausüben. Die Untertanen schulden ihrer Obrigkeit Gehorsam.

Als Jugendlicher war ich begeistert von dem Mut, mit dem Martin Luther ein neues Denken erkämpfte. Allerdings missfiel mir seine Einstellung zur Obrigkeit. Paulus hatte in seinem Brief an die Römer (13, Vers 1) Folgendes geschrieben:

> Jeder soll sich den bestehenden staatlichen Gewalten unterordnen. Denn es gibt keine Autorität, die nicht von Gott kommt. Jede staatliche Autorität ist von Gott eingesetzt. Wer sich also den Behörden widersetzt, handelt gegen die von Gott eingesetzte Ordnung und wird dafür von ihm bestraft werden.

Luther konnte sich von diesen Vorstellungen nicht lösen, obwohl er doch sah, wie Papst und Kaiser an ihm handelten. Mit seinem Befehl: „Sei untertan jeder Obrigkeit", verhinderte er revolutionäre Ansätze und fiel den um ihre Befreiung kämpfenden Bauern in den Rücken. Luther war, obwohl er viele neue Ideen entwickelt hat, noch sehr dem mittelalterlichen Denken verhaftet, er glaubte an die Existenz des Teufels und unternahm auch nichts gegen Hexenverbrennungen. Oder ging es ihm so wie dem Zauberlehrling, „die ich rief die Geister, werd ich nun nicht los"? Also die Störenfriede, die Revolutionäre müssen ausgemerzt werden. Ruhe ist die erste Bürgerpflicht! So machten es 1919 Ebert und Noske, die gewaltsam die revolutionären Arbeiter- und Soldatenräte umbringen ließen. Tausende von Querdenkern wurden eliminiert. Welch verheerende Auswirkungen hatte dieser verhängnisvolle Satz auf den Fortgang unserer Geschichte!

Wir kommen hilflos zur Welt und sind froh, wenn da jemand ist, der uns versorgt und pflegt, der uns liebevoll in unsere Umwelt einweist, der uns ermutigt, der uns wenn möglich mit einem Urvertrauen ausstattet. Wie die ersten Tage von Erich Mühsam abliefen, ist nicht überliefert. Es ist aber durchaus denkbar, dass in dem großbürgerlichen Haus Amme und Kindermädchen die Versorgung des Säuglings übernahmen. Mühsam schrieb später sicher nicht ohne Grund in einem Aufsatz mit der Überschrift „Die Seele des Kindes":

> Wer gegen die Seele des Kindes sündigt, der ist ein Verbrecher an allem Wahren, Guten und Reinen. Seine Sünde wird nie vergeben.

Wir wissen, wie wichtig die ersten Jahre für die Entwicklung der Persönlichkeiten ist, wir erfahren Prägungen, die uns unser ganzes Leben begleiten. Wir lernen zuerst durch Nachahmungen und sehen vertrauensvoll zur Mutter, zum Vater auf. Erich muss sehr schnell dieses Urvertrauen verloren haben. Er schreibt als 50-Jähriger:

> Geboren 6. April 1878 in Berlin; Kindheit, Jugend, Gymnasialbesuch in Lübeck; unverständige Lehrer, niemand, der die Besonderheit des Kindes erkannt hätte, infolgedessen: Widerspenstigkeit, Faulheit, Beschäftigung mit fremden Dingen. Frühzeitige Dichtversuche, die weder in der Schule noch im Elternhaus Förderung finden, im Gegenteil als Ablenkung von der Pflicht betrachtet werden und deshalb im geheimen geübt werden müssen.

> Dumme Jungenstreiche, zuletzt – als Untersekundaner – geheime Berichte über Schulinterna an die sozialdemokratische Zeitung; daher wegen „sozialistischer Umtriebe" – Relegation. Ein Jahr Obersekunda in Parchim (Mecklenburg), dann Apothekerlehrling an verschiedenen Orten, zuletzt in Berlin.

Erich war das dritte von vier Kindern des Apothekers Siegfried Seligmann und seiner Frau Rosalie. 1879 hatte der Vater die Holstenapotheke am Lindenplatz gebaut. Das Geschäft lief sehr gut und bald war er eine angesehene Persönlichkeit, die später (1887) sogar einen Sitz in der Bürgerschaft errang. Die Kinder gingen zwar zum jüdischen Religionsunterricht, ansonsten spielte die jüdische Herkunft keine Rolle. Man feierte Weihnachten mit Geschenken wie bei Christen üblich. Es herrschte strenge Zucht im Hause Mühsam. Der Rohrstock war ständig zur Hand und wurde häufig auch benutzt. Der Vater fleißig, pedantisch, sorgfältig und ehrgeizig, wünschte sich Erich ebenso. Erich sollte einmal die Apotheke übernehmen. Wie wir wissen, bereitete ihm sein Sohn eine Enttäuschung nach der anderen. 1887 wurde Erich in das Katharineum eingeschult, in dem auch Heinrich und Thomas Mann unter den autoritären Lehrern litten. Erich spielte eine Sonderrolle in der Familie. Offensichtlich war er oft nicht in der Lage sich anzupassen. Seine Geschwister akzeptierten die Familiennormen. So wurde Erich zum Außenseiter – zum Prügelknaben. Der Vater versuchte immer wieder den Willen des widerspenstigen Sohnes zu brechen. Der Sohn wehrte sich mit den Mitteln der Verweigerung und Aufsässigkeit. Er schrieb am 2. September 1910 in sein Tagebuch:

> Meines Vaters 72. Geburtstag. Das Datum weckt in mir Gefühle, die fernab sind von kindlicher Freude und fröhlicher Mitfeier. Bei allen guten Gefühlen, die ich mir noch für meinen Vater erhalten habe, bei allem Respekt vor vielen Zügen sei-

nes Charakters, bei aller Sympathie, die wohl im Blut liegt, bei allem Mitleid an mancherlei Nöten, die er trägt, an denen selbst, zu denen ich Ursache bin – das Gefühl der Dankbarkeit [...] ist mir völlig verloren gegangen. [...] Wofür soll ich danken? So fällt mir in der Tat nichts ein außer der Tatsache, dass er mich gezeugt hat. Dass er mich ernährt hat, erhebt ihn nicht über andere Menschen, nicht über arme Tagelöhner, die viele Kinder vor Hunger schützen und liebend betreuen. Dass er mir einige Schulbildung ermöglichte, das ist kein Grund zu Dankgesängen.

Als Sohn eines Tagelöhner wäre Erich vielleicht nicht der bedeutende Dichter der revolutionären deutschen Literatur geworden. Es ist anzunehmen, dass im Hause Mühsam eine gehobene Sprache gepflegt wurde. Als Arbeiterkind hätte er nicht das Gymnasium besucht. Er hätte nicht die chauvinistische preußische Feierkultur kennengelernt. Trotz dreimaligen Sitzenbleibens sind wichtige kulturelle und sprachliche Fähigkeiten trainiert worden, die schließlich auch zu seiner Oppositionshaltung geführt haben. Weiter aus Mühsams Tagebuchaufzeichnungen zur Frage der Dankbarkeit:

> Für seine Erziehung? Es steigt Hass in mir auf, wenn ich daran zurück denke, wenn ich mir die unsagbaren Prügel vergegenwärtige, mit denen alles, was an natürlicher Regung in mir war, herausgeprügelt werden sollte. Man kannte meine Neigung, Bücher zu lesen. Nie bekam ich welche geschenkt, und als man dahinter kam, dass ich nachts heimlich aufstand und mir heimlich die Werke Kleists, Goethes, Wielands, Jean Pauls herausholte, da verschloss man den Schrank und nahm mir die einzige Möglichkeit, meine heiße Sehnsucht zu befriedigen.

Man spürt, Erich wird von seinem Hass beherrscht. Gab es in Lübeck keine Möglichkeit, an klassische Literatur heranzukommen? Gab es keine Freunde, die aushelfen konnten? Gab es in der Schule keine Möglichkeiten, Bücher zu lesen oder auszuleihen? In den Tagebuchaufzeichnungen gehen die Klagen weiter:

- nie bekam er Geld in die Finger,
- er wurde in der grauenhaftesten Weise geprügelt, als er einmal 30 Pfennig unterschlug,
- er wurde ständig gekränkt, seine Geschwister durften an Ausfahrten und anderen Vergnügungen teilnehmen – er nicht,
- er durfte kein Musikinstrument lernen.

Original Mühsam:

> Als ich Quartaner war, sollte ich Musikunterricht haben. Das Instrument durfte ich selbst wählen und wählte das Cello. Ein Vierteljahr hatte ich Stunden, dann aber brachte ich ein schlechtes Zeugnis heim, und es hieß, die Musik halte mich von den Schularbeiten zurück. So wurden die Celli-Stunden eingestellt, und ich kann bis zum heutigen Tag kein Instrument spielen. So strafte mich mein Vater [...] fürs ganze Leben.

Erich war voller Hass auf seinen Vater. Ganz schlimm empfand Mühsam folgende Bestrafung seines Vaters, als er in den Ferien aus Parchim zurückkam. Er fühlte sich ohnehin zu Hause wie ein Verfemter nach seinem Rausschmiss aus dem Gymnasium:

> Und als ich dann in den Ferien einmal zu Hause war, und kam von einem Lachswehrkonzert erst um viertel nach zehn zurück, da machte mein Vater selbst die Korridortür auf und empfing mich – den achtzehnjährigen Menschen, weil ich eine Viertelstunde zu lange ausgeblieben war, mit einer schallenden Ohrfeige! Die brennt mir noch heute im Gesicht, wenn ich daran denke.

Diese Ohrfeige war sicher sehr entscheidend für das zerrüttete Verhältnis zwischen Vater und Sohn. Mühsam, jetzt in Parchim lebend und nun mit doch einigem Elan auf die Beendigung der Schulzeit hinarbeitend, hat diese Strafe sehr hart getroffen. Der alte Spruch: „Wer sein Kind liebt, züchtigt es" wurde von den meisten Menschen in der Umgebung des jungen Erich anerkannt. Auch Erichs Schwester Charlotte Landau-Mühsam erzählt in ihren Erinnerungen, dass ihr Vater ihre Widerspenstigkeit mit Schlägen austrieb. Trotzdem zog sie im selben Text ganz andere Schlussfolgerungen:

> Wenn ich es mir überlege, was das Hervorstechende bei meinem Vater war, so meine ich, dass es sein scharfer Verstand und das unbeirrbare Pflichtbewusstsein war. Beiden [Elternteilen] gemeinsam war Gerechtigkeit und Güte.

Obwohl ihr Vater ihr verbot, nach Abschluss der Schule Lehrerin werden zu dürfen, und obwohl auch sie geschlagen wurde, lobte sie seine Gerechtigkeit und Güte. Auch der Bruder Hans durfte nicht das studieren, was er wollte (Astronomie), und fügte sich. Die Strenge des Vaters ist mir unverständlich, zumal auch er auf Wunsch seiner Eltern erst Kaufmann lernte und sich erst später entschloss, einen anderen als den gewünschten Weg einzuschlagen, nämlich Apotheker zu werden. Charlotte meint, Mühsams Weg zum Anarchismus liege in der häuslichen Erziehung:

> Wir wurden schon früh dazu erzogen, gegen jedermann, besonders aber gegen solche, die in abhängiger Stellung waren, wie z.B. unsere Dienstmädchen oder die sonst in einer schlechteren sozialen Lage waren als wir, besonders höflich und rücksichtsvoll zu sein. […] Es ist kein Zufall, dass wir Geschwister alle sehr stark sozial eingestellt sind. Veranlagung und Erziehung führten uns dazu. Am meistens ausgeprägt ist dies bei meinem Bruder Erich, den die Erkenntnis der sozialen Ungerechtigkeit schließlich zum Anarchismus getrieben hat.

Die Luther-Worte vom Gehorsam gegenüber der Obrigkeit hatten doch immer noch ihre Wirkung. Auf der anderen Seite machten sich viele Menschen Gedanken über eine würdevolle Behandlung des Kindes. 1902 erschien gewissermaßen als Fanal des neuen Denkens das Buch: *Das Jahrhundert des Kindes* von Ellen Key. In den Schulen wurden oft alte Unteroffiziere eingesetzt, so setzte sich der

Kasernenhof-Ton fort. Kinder waren oft der Willkür der Erwachsenen ausgesetzt. Obwohl die Normen sicher auch in Lübeck allgemein anerkannt wurden,
rebellierte der junge Mühsam gegen die als normal angesehenen Erziehungsme-
thoden. Er empfand sie als ungerecht und fühlte den Missbrauch körperlicher
und gesellschaftlicher Überlegenheit. Mühsam spürte schon sehr früh, dass die
Normen der wilhelminischen Zeit verlogen und ungerecht waren. Die Rolle der
Frau erlebte er im eigenen Elternhaus.

Die Mutter spielte eine untergeordnete Rolle im Hause. Sie wagte es nicht, für
Erich Partei zu ergreifen. Dieser hatte ihr erzählt, dass er Schriftsteller werden
wollte. Als die Mutter starb, versprach er seiner ältesten Schwester Margarete,
dass er bis zu seinem Apothekerexamen sich von aller Literatur fernhalten wolle. Er gelobte es vor allen Dingen auch, um den Vater, der seine Frau verloren
hatte, in seiner Trauer zu schonen.

Ein erstes bürgerliches Nachgeben? Nein, am Horizont lockte der Dichterhim-
mel. Sein Aufenthalt in Parchim und der Schulabschluss hatten sein Denken
verändert. Er stimmte einer Ausbildung als Apothekergehilfe zu. Er wollte nicht
endgültig mit dem Vater brechen, da er doch auf großzügige finanzielle Unterstützung hoffte. Er hatte immerhin einen Beruf, den er aber nach Abschluss der
Ausbildung nie ausübte. Mühsam hat immer auf seinen Vater gesetzt. Der Vater
hatte genug Geld, um seinem Sohn ein Leben als Dichter finanzieren zu können.
Hatte er nicht die Pflicht dazu?

Mit unseren normalen Maßstäben sehen wir einen anmaßenden, undankbaren
Sohn. Aber wir wissen, Künstler werden mit anderen Maßstäben gemessen. Hät-
te van Gogh uns diese herrlichen Gemälde malen können, wenn sein Bruder
Theo ihn nicht unterstützt hätte? Wenn ich von mir und meiner künstlerischen
Begabung überzeugt bin, muss es doch für jeden eine Lust sein, mein Mäzen
sein zu dürfen – so dachte van Gogh und vielleicht auch Mühsam. Gesellschaft-
liche Normen kann ein Künstler oft nicht einhalten. Er muss seiner Kunst leben.
Die Geschwister Mühsams erreichten in ihrem Leben eine angesehene Stellung:
Elisabeth Margarete (1875 bis 1958) wurde Lehrerin und heiratete den Arzt Dr.
Julius Joel. Hans Günther (1876 bis 1957) wurde Arzt. Charlotte (1881 bis
1972) heiratete den Rechtsanwalt Dr. Leo Landau. Sie hatte wohl noch am meisten revolutionäres Blut in sich. Sie setzte sich in der jüdischen Gemeinde für die
Rechte der Frauen ein. Sie wurde in die Lübecker Bürgerschaft gewählt, kämpf-
te auch dort für die Interessen der Frauen. Was machte Erich?

> Ich ging nach Berlin als Gehilfe und sprang von dort heraus in die „Neue Ge-
> meinschaft". Jetzt war ich Schriftsteller!

Diese *Neue Gemeinschaft* war von den Gebrüdern Heinrich und Julius Hart ge-
gründet worden. Der Vater zahlte Mühsam 100 RM im Monat, was zur Hauptsa-

che für Miete gedacht war. Das Geld reichte allerdings nie aus, da Mühsam sich oft in Kneipen und Cafés der Berliner Boheme aufhielt.

In der Boheme fühlte sich der junge Mühsam sichtlich wohl, verkörperte sie doch eine Gemeinschaft, die die bürgerliche Gesellschaft ablehnte. Bürger wurden betrachtet als kunstfeindlich, gewinnsüchtig, borniert, von scheinheiliger Moral, von Untertanengeist beherrscht. Der Bohemien lehnte es ab, einer bürgerlichen Arbeit nachzugehen, um sich seinen Lebensunterhalt zu verdienen. Mit der Bejahung der Kunst ging die Verneinung entfremdeter Arbeit Hand in Hand.

Mühsams Begegnung mit anderen Schriftstellern, wie mit Dehmel oder Wedekind, regten ihn zu weiterer schriftstellerischer Arbeit an. Hier traf er auf schöne Frauen, die auch der freien Liebe frönten. Er schrieb in verschiedenen Zeitungen und veröffentlichte auch in dem in München erscheinenden „Simplicissimus". Entscheidend für Mühsam wurde eine Schrift von Gustav Landauer: „Durch Absonderung zur Gemeinschaft". Der junge Dichter war erschüttert, aufgewühlt und überwältigt. Er kannte den Autor bis dahin nicht, der für ihn ein enger Freund werden sollte, der großen Einfluss auf ihn hatte. Landauer hatte die Theorien der namhaften Anarchisten studiert und war in London mit Kropotkin zusammengetroffen. Landauer gehörte zum Friedrichshagener Dichterkreis, zu dem Mühsam durch seine Liebe zu Margarete Beutler Zugang erhielt. Er wohnte ein Jahr lang in einer Waschküche in Friedrichshagen. Margarete hatte hier Möbel abgestellt. In diesem Raum dichtete der junge Schriftsteller und lebte nicht gerade wie ein Mönch.

Wilhelm Spohr und Albert Weidner gaben die anarchistische Zeitschrift „Armer Teufel" heraus. Mühsam veröffentlichte seine Beiträge unter dem Pseudonym Nolo.

Mühsam lehnte die spießige Moral der Kaiserzeit ab. Er propagierte Freie Liebe und brach eine Lanze für die Homosexualität. In seiner Gedichtsammlung „Der Krater" griff er Formen des Bänkelsangs auf, indem er die Doppelmoral der Gesellschaft anprangerte. Brecht griff später auf ähnliche Formen zurück. Er nahm Partei für die Opfer der Gesellschaft. Die Leser ließ er an ihren Lebensgeschichten einfühlsam teilnehmen. Satirische Darstellungen und Parodien schafften kritische Distanz.

Er übte Kritik an den Zuständen der Gesellschaft, an der Justiz, an den politischen Parteien, hauptsächlich in der Zeit der Weimarer Republik. Von 1914 bis 18 setzte sich Mühsam dichterisch mit den Gräueln des Krieges auseinander und veröffentlichte sie 1920 im Gedichtband „Brennende Erde – Verse eines Kämpfers". Er saß in dieser Zeit in Festungshaft und konnte die Texte nur unter größten Mühen seinem Verlag zugänglich machen. Aus dem Briefwechsel, den Mühsam mit dem Verlag führte, geht hervor, mit welcher Ausdauer und Kraft, mit welcher Übersicht und Klarheit er sich durchsetzte. Mühsam war beileibe kein

„Spinner". Er trug seine Bitte um einen Druck dieser ausschließlich rebellischen Texte am 30. Juli 1919 dem Kurt-Wolff-Verlag vor. Dieser sagte sofort zu, was zu der damaligen Zeit nicht selbstverständlich war. Im Dezember 1919 wurde ein Vertrag zwischen Autor und Verlag unterzeichnet. Ich möchte Ihnen an Hand einiger Ausschnitte aus den Briefen an den Verlag aufzeigen, mit welcher Energie er um die Herausgabe des Gedichtbandes gerungen hat. Auch hier zeigte er sich als echter Kämpfer. Mühsam schrieb am 5. Dezember 1919 an den Kurt-Wolff-Verlag:

> Sehr geehrter Herr von Puttkamer,
> besten Dank für Ihr Schreiben. Den Kontrakt lege ich unterzeichnet bei und sehe der Zusendung meines Exemplars entgegen. Ich habe darauf verzichtet, Änderungen an Ihrer Ausfertigung vorzunehmen. Aber ihr Interesse, das Buch bald herauszubringen, schätze ich gerade so groß wie das meinige, sodass die Bezeichnung eines Termins wohl entbehrlich ist.

Erstaunlich, wie Mühsam das Vokabular und die Formen des Geschäftsdeutsch beherrschte. In einem weiteren Abschnitt bittet er um fünfzig Freiexemplare an Stelle von zwanzig, da er seinen mittellosen Mitinsassen ein Buch schenken wolle.

> Ich wäre außerdem bereit zu Ihren Gunsten eine Ergänzung des § 5 in dem Sinne vorzunehmen, dass statt „Übersetzungsrecht" gesagt wird „des Übersetzungs- und Vertonungsrechts". Ich vermute, dass sich zahlreiche Komponisten auf die verschiedenen Lieder stürzen werden, und überließe die geschäftlichen Auseinandersetzungen darüber gern Ihnen unter den gleichen Bedingungen wie beim Übersetzungsrecht.
> [Das bedeutet: 80% für den Autor, 20% für den Verlag. G.B.]
> Der öffentliche Vortrag wird sich so schwer kontrollieren lassen, dass da am besten keine besonderen Einschränkungen getroffen werden, zumal ich den Vortrag vor Arbeitern auch keineswegs zu Einnahmequellen machen möchte.

Mühsam versucht den Vertrag zu seinen und seiner Mitgefangenen Gunsten zu verbessern. Die Erweiterung auf die Vertonungsrechte lag ihm sicher am Herzen. Zum Schluss fordert Mühsam den Verlag auf, nicht jede Zeile mit Großbuchstaben beginnen zu lassen. Sinnvoll! Denn so kann der Leser schneller den Sinn des Textes verstehen. Das gilt besonders für Leser, die nicht über eine höhere Bildung verfügen.

Aber im Januar drohte dem Druck des Bandes neues Ungemach. Er schrieb am 22. Januar 1920 an den Verlag:

> Heute wurde mir mitgeteilt, dass die beiden letzten Korrekturbögen mit meinem Begleitschreiben nicht an Sie weitergeleitet sind, sondern zunächst dem Justizministerium vorgelegt wurden, das über die Genehmigung zum Druck entscheiden solle.

Ich bitte Sie sofort mit dem Justizministerium in Verbindung zu treten, zumal der den Briefen beiliegende Manuskriptteil Ihr Eigentum ist, um die Herausgabe zu erwirken.

Der Kampf ging weiter, der Autor kannte seine Rechte, wer konnte noch weiterhelfen? Weiter der Brieftext:

Zugleich empfehle ich Ihnen, den Schutzbund deutscher Schriftsteller unverzüglich zu benachrichtigen, damit nicht verabsäumt wird, was notwendig ist, um die Interessen von Autor und Verlag zu schützen.

Am 31. Januar 1920 schrieb Mühsam verärgert, dass inzwischen nichts von Seiten des Verlages unternommen worden war. An den Schutzbund deutscher Schriftsteller hatte sich inzwischen schon Zenzl Mühsam gewandt. Erich erwartete in den nächsten Tagen seinen Rechtsbeistand. Am 6. Februar 1920:

Mein Rechtsanwalt war inzwischen hier und ich habe die Angelegenheit eingehend besprochen. […] Da ich […] in den nächsten Tage meine Strafe wegen Beleidigung des Justizministers hier im Gefängnis werde antreten müssen, so kann ich möglicherweise für die nächsten zwei Monate verhindert sein, mit Ihnen zu korrespondieren. […] Durch die Unterzeichnung des Vertrages sind zweifellos Sie Besitzer des Manuskripts. […] Der Druck des Buches ist von Ihnen pflichtgemäß zu fördern. Keine Behörde hat das Recht oder die Macht, Sie an der Ausübung ihrer Vertragspflicht zu hindern. […] Für mich geht es natürlich um mehr, nämlich darum, grundsätzlich festzustellen, wie weit der Vollzug der Festungsstrafe in die Ausübung meiner Berufstätigkeit und in die ideellen Rechte meiner literarischen Persönlichkeit eingreifen darf.

Mühsam war kein Duckmäuser. Er sagte klar, was er dachte. Der Justizminister war nicht erfreut und ließ ihn ins Gefängnis werfen. Mühsam wusste aber um seine Rechte und wollte auch durch die Verfolgung des Streitfalles seine Möglichkeiten ausloten. Am 18. Februar entschied das Staatsministerium der Justiz:

Die beiden letzten Korrekturbögen werden von der Beförderung ausgeschlossen, weil ihr Inhalt den Bestimmungen der Hausordnung zuwiderlief.

Es hatte also nicht ganz vollständig geklappt, aber das Buch konnte dann doch im Juni erscheinen. Endlich! Erich hatte aber noch Forderungen an den Verlag. Er schlug am 21. Juni vor, Rezensionsexemplare an 34 in- und ausländische Zeitungen zu schicken, an die ganze linke Szene. Er meinte, die bürgerlichen Publikationsorgane werde der Verlag wohl von sich aus anschreiben. Aus den Briefen geht hervor, dass Mühsam stark von seiner literarischen Mission überzeugt war. Er glaubte weiterhin an sich und an die Revolution. Dabei war er durchaus auch Realist und wusste seine Anliegen und Interessen anzusprechen und möglichst durchzusetzen. Ein besonderes Kapitel des Kampfes gegen die Obrigkeit spielt sich nach 27. Februar 1933 bis zu seinem Tode ab. Er blieb sich selber treu bis zum Tod. Wie heißt es doch in dem Gedicht *Der Gefangene*?

Doch ob sie mich erschlügen:
Sich fügen heißt lügen!

Nun – sie haben ihn erschlagen! Erich Mühsam wurde in der Nacht vom 9. auf den 10. Juli 1934, also vor 76 Jahren, im KZ Oranienburg ermordet, wahrscheinlich erschlagen. War dieser Mensch wirklich so konsequent, so mutig, so kompromisslos?

Sein Vetter Paul Mühsam berichtete in seinen Lebenserinnerungen „Ich bin ein Mensch gewesen" von einem Gespräch mit Erich, in dem dieser sagte, *es sei nichts Besonderes, für seine Überzeugung in den Tod zu gehen.* Damals hatte Paul Mühsam dieser Aussage keine besondere Bedeutung beigemessen. Erst als er später von Erichs ungeheurem Leidensweg erfuhr, fiel ihm dieses Gespräch wieder ein.

Am 27. Februar 1933 brannte der Reichstag: Gegen fünf Uhr morgens wurde Mühsam in seiner Wohnung verhaftet. Zenzl Mühsam versuchte, die Presse auf die Willkürlichkeit der Verhaftung ihres Mannes hinzuweisen, aber ohne Erfolg. In den Gefängnissen begann eine ungeheure Leidenszeit. Zuerst kam Erich in das Gefängnis an der Lehrter Straße. Im April wurden die Gefangenen von der SA in das Konzentrationslager Sonnenberg überführt. Am 8. April durfte Zenzl ihren Mann besuchen. Sie schrieb später in ihrer Broschüre „Der Leidensweg Erich Mühsams":

> Er war schrecklich zugerichtet. Ich hatte es schwer, mein Entsetzen vor ihm zu verbergen. Er saß auf einem Stuhl, hatte keine Brille auf – man hatte sie ihm zerbrochen –, die Zähne waren ihm ausgeschlagen und sein Bart war von den Unmenschen so zugestutzt, dass der jüdische Typ zur Karikatur gewandelt war. Als er mich sah, stieß er hervor: „Warum bist du in diese Hölle gekommen? Sie werden dich nicht mehr herauslassen, da du gesehen hast, wie furchtbar man uns zugerichtet hat."
>
> Der Besuch dauerte nur 10 Minuten und fand unter Aufsicht eines SA-Führers statt. Beim Abschied sagte mir Erich: „Eins merke Dir, Zenzl, ich werde ganz bestimmt niemals feige sein."

Sich fügen heißt lügen.

In Sonnenberg blieb Mühsam bis Mai 1933, im Gefängnis Plötzensee bis August 1933, im KZ Brandenburg bis Februar 1934 und kam schließlich in das KZ Oranienburg. Zenzl hoffte auf eine bessere Behandlung ihres Mannes. Aber besonders Mühsam stand im Fokus seiner Bewacher. Hier einige Eintragungen aus seinem Notizheft:

- Verletzung des Gebisses und des Ohres
- schwere Herzattacke durch Überanstrengung
- Überfall in der Zelle, Schläge. [usw.]

Mühsam litt gesundheitlich außerordentlich unter den Misshandlungen. Er wurde verhöhnt und verspottet. Er verfügte nur noch über ein Drittel seiner Hörfähigkeit. Er musste bis zur völligen Erschöpfung über den Appellplatz laufen. Wegen jeder Kleinigkeit wurde er drastisch bestraft. Am 26.6.1934 schrieb er seiner Frau, dass er vier Wochen keinen Besuch empfangen dürfe und ebenso lange eine Schreib- und Briefsperre verhängt worden seien. Als Mühsam seine Schreiberlaubnis wieder bekam, brach man ihm beide Daumen.

Zenzl und viele Freunde, auch aus dem Ausland, versuchten alles, um Erich frei zu bekommen! Nach dem Röhm-Putsch wurde das KZ von der Berliner Polizei umstellt und die SA entwaffnet. Um den Hass zu verstärken, verleumdeten die Nazis Mühsam als Geiselmörder von München. Das war nachweislich gelogen. Ein paar Tage später wurde das KZ von württembergisch/bayrischen SS-Verbänden übernommen. Diese wussten von Mühsams Wirken während der Räterepublik und seinen politischen Tätigkeiten in München.

Am 7. Juli wurde Mühsam zum Kommandanten bestellt und aufgefordert, sich in den nächsten zwei Tagen umzubringen, ansonsten würde man „nachhelfen". Am 9. Juli gab man Mühsam den Befehl, eine SS-Uniform und ein Paar Schaftstiefel zu reinigen. Er begab sich an den dafür vorgesehen Platz hinter der Schlafbaracke. Das war das letzte Mal, dass man ihn lebend sah. Das Fehlen des Gefangenen wurde am nächsten Morgen festgestellt. Mitgefangene sollten Mühsam suchen und fanden ihn in der Latrine – erhängt. Juden wurden aufgefordert, Mühsam abzuschneiden. Für alle war sofort klar, dass er ermordet wurde und ein Selbstmord vorgetäuscht werden sollte. Der Knoten war so kunstvoll geknüpft, wie es Mühsam nie fertig gebracht hätte – mit zwei gebrochenen Daumen.

Hat die Obrigkeit gewonnen? Nein! Mühsam lebt – in unserer Gesellschaft schon seit über 20 Jahren. Die rebellierende Jugend der 68-er Bewegung hat ihn als revolutionären Dichter wiederentdeckt. Viele Sendungen machte der bayrische Rundfunk. Je mehr ich mich persönlich mit seiner Persönlichkeit befasste, umso größer wurde meine Hochachtung vor ihm.

Ein Trostspruch von Erich Mühsam

Das Schicksal kann den Körper prügeln,
kann mit Kandare, Sporen, Bügeln
den Fuß, die Hand, die Stimme zügeln. –
Der Geist steigt auf mit freien Flügeln
und lacht ins Tal von Wolkenhügeln.

Bücher und Aufsätze, die ich bei meinem Vortrag zitiert bzw. verwendet habe:

Erich Mühsam: Brennende Erde. Verse eines Kämpfers. 1920, Klaus Guhl Verlag, 1978.

Paul Mühsam: Ich bin ein Mensch gewesen. Lebenserinnerungen. Union Verlag Berlin.

Kreszentia Mühsam: Der Leidensweg Erich Mühsams. Harald Kater Verlag, Berlin.

Chris Hirte: Erich Mühsam, „Ihr seht mich nicht feige". Biografie. Verlag Neues Leben, Berlin 1985.

Christoph Hamann: Die Mühsams. Geschichte einer Familie. Berlin, Hentrich u. Hentrich, 2005.

Martin Andersen-Nexö: Morten der Rote. Erinnerungsroman. Dietz Verlag, Berlin 1959.

Klaus Kugler: „Sich fügen heißt lügen".

Martin Andersen Nexö: „Breve" 1910 bis 1921. Herausgegeben von Börge Houmann. Gyldendal, Kopenhagen 1969.

Kurt Tucholsky: Das Buch von der deutschen Schande. In: Die Weltbühne, 8.9.1921, S. 237.

E. J. Gumbel: Zwei Jahre Mord.

Erich Mühsam: Gerechtigkeit für Max Hoelz. 1926. Verlag Rote Hilfe Deutschland.

Erich Mühsam: Fanal. Anarchistische Monatsschrift. 5 Bände, Verlag Impuls.

Erich Mühsam: Ausgewählte Werke (2 Bände). Herausgegeben von Christlieb Hirte, Verlag Volk und Welt, Berlin 1985.

Erich Mühsam: Streitschriften, Literarischer Nachlass. Herausgegeben von Christlieb Hirte. Rixdorfer Verlagsanstalt GmbH, Berlin 1985.

Erich Mühsam: Briefe – In meiner Posaune muss ein Sandkorn sein. Herausgegeben von Gerd Jungblut. Topos Verlag, Vaduz 1984.

Hans-Ernst Böttcher

Frieden durch Recht in einer Welt voller Krieg?

Erich Mühsams Lübecker Mitschüler und lebenslanger Freund Gustav Radbruch – Rechtsphilosoph, Strafrechtler, sozialdemokratischer Rechtspolitiker, Schriftsteller

Ich bin der Erich-Mühsam-Gesellschaft und ihrem Vorstand sehr dankbar, dass Sie mich eingeladen haben und dass ich hier über Gustav Radbruch und seine freundschaftliche Verbindung zu Erich Mühsam sprechen darf. Das ist für mich eine große Ehre und eine große Freude zugleich. Die Erich-Mühsam-Gesellschaft war der erste Verein in Lübeck, dem ich beigetreten bin, als ich 1991 nach schon knapp 18 Jahren als Richter in Bremen hierher als Präsident des Landgerichts gewählt worden war. Mit Freude und Erstaunen stellte ich schon Ende 1991, als ich in Lübeck meinen ersten Vortrag über Gustav Radbruch halten durfte („Tragik und Größe Gustav Radbruchs"; hierzu und zu weiterer Literatur zu Gustav Radbruch siehe die Hinweise am Ende) bei der Vorbereitung fest, dass es eine Verbindungslinie zwischen ihm und Erich Mühsam gibt. Dies festigte sich bei den Vorarbeiten zu weiteren Vorträgen und bei der Veranstaltungsreihe „Demokratie kommt nicht von selbst – Gustav Radbruch (1878–1949)" im Jahre 2009, zu der sich eine Vielzahl von Veranstaltern in Lübeck zusammengetan hatte, unter ihnen das Gymnasium „Katharineum" mit einer Revue zu Erich Mühsam und Gustav Radbruch in den zwanziger und dreißiger Jahren des vergangenen Jahrhunderts, dargeboten durch eine Schülergruppe unter Leitung ihres Lehrers Peter Leissring.

Ich vermute, dass Ihnen – als politisch-literarisch inspirierten Freunden Erich Mühsams – Gustav Radbruch nicht von vornherein geläufig ist. Es gibt ja auch noch keine Gustav-Radbruch-Gesellschaft, die da Abhilfe schaffen könnte; das ist ein Zukunftsprojekt, an dem ich noch – inzwischen mit durchaus stärker werdender Resonanz in Lübeck – arbeite.

Ich werde Ihnen also zunächst (I.) Leben und Werk Gustav Radbruchs im Überblick vorstellen, sodann (II.) einen besonderen Akzent auf sein rechtspolitisches Wirken in der Weimarer Republik setzen und weiter (III.) an einigen Beispielen auf seine Aktualität hinweisen. Alsdann werde ich (IV.) die freundschaftliche Beziehung zwischen Gustav Radbruch und Erich Mühsam – diesen beiden vordergründig so unterschiedlichen Persönlichkeiten – darstellen und dabei hauptsächlich Gustav Radbruch selbst sprechen lassen. Sie werden dabei feststellen, dass er es durchaus auch verdient, als *Schriftsteller*, als ein Meister der Sprache (bei ihm übrigens nicht nur der deutschen, auch der französischen, englischen und italienischen sowie der lateinischen und griechischen), gesehen und gewürdigt zu werden – also in einer Reihe mit den Juristen Johann Wolfgang von Goethe, Franz Kafka, Kurt Tucholsky und Alexander Kluge, um nur einige zu nennen.

I. Leben und Werk Gustav Radbruchs

Gustav Radbruch hat, Sie haben es schon gehört, von 1878 bis 1949 (genau: vom 21.11.1878 bis zum 23.11.1949) gelebt. Er ist also 71 Jahre alt geworden – sollen wir sagen „immerhin" oder „nur"? Heute kaum vorstellbar: Schon mit 25 Jahren, 1903, war er nach seinem Jurastudium und einer kurzen, dann „abgebrochenen" Referendarzeit nicht nur Doktor der Jurisprudenz, sondern habilitierter Privatdozent in Heidelberg. Er musste dann allerdings 12 Jahre auf eine außerordentliche Professur (in Königsberg) warten und erst mit der Republik erhielt er 1919 vom preußischen Kultusminister einen Ruf auf eine ordentliche Professur in Kiel. Der Grund für die lange Wartezeit mag auch darin gelegen haben, dass Radbruch in Heidelberg weniger die konservativen, wilhelminischen Kreise frequentierte, sondern für die *Freisinnigen* kommunalpolitisch aktiv war und sich nach 1913, insbesondere unter dem Eindruck der Trauerfeier für August Bebel (zu der er nach Zürich reiste und über die er unter Pseudonym einen Artikel in der Heidelberger Lokalzeitung schrieb), der Sozialdemokratie annäherte.

Radbruch hatte in Heidelberg schon eine alsbald geschiedene Ehe hinter sich, in Königsberg lernte er seine spätere zweite Ehefrau Lydia kennen, mit der er die Kinder Renate und Anselm hatte. Beide hat er früh verloren, Renate 1939 bei einem Skiunfall in den Alpen, Anselm 1942 als Soldaten „im Rock des Mörders" (Brecht) vor Stalingrad. Das gehört zur *Tragik* Gustav Radbruchs. Zu seiner *Größe* gehört, dass er nicht nur ein tief denkender, weit über sein Fachgebiet hinaus belesener, faszinierend spechender, besser als mancher Schriftsteller schreibender, von den Studenten gern gehörter und von Studenten und Fachkollegen gelesener Hochschullehrer war, der später dann (1926 bis 1933 und dann wieder 1945 bis 1949) in Heidelberg unterrichtet hat, außer Strafrecht vor allem Rechtsphilosophie. Radbruch war daneben auch geradezu ein – Junge und Alte ansprechender – Volkstribun, der 1920 bis 1924 auch Reichstagsabgeordneter für Kiel war, rechtspolitischer Sprecher der SPD-Fraktion und während dieser Zeit zweimal (von Oktober 1921 bis November 1922 und von August bis November 1923) Reichsjustizminister. Das scheinen kurze Spannen zu sein, aber was ist in der kurzen Zeit der Radbruchschen Ministerschaft alles ins Werk gesetzt worden! Um nur einiges zu nennen: Zugang der Frauen zu den juristischen Berufen und zum Schöffenamt, Entgeltzahlung für Schöffentätigkeit, soziale Veränderungen im Mietrecht, praktische Veränderungen im Strafvollzug, vorsichtige Einführung von Geldstrafen und – bei Freiheitsstrafen – der Strafaussetzung zur Bewährung. Anderes wurde, Radbruchs Gedanken und Vorgaben entsprechend zwar durchdacht und konzipiert, aber in der Ersten Republik fehlte, wie wir heute wissen, der breite gesellschaftliche Konsens und damit die Gesetzgebungsreife. Ich nenne hier beispielhaft Gesetzesvorhaben, die dann – nicht von ungefähr – zur Zeit der Großen Koalition und des Justizministers Heinemann – erst in der Zweiten Republik in den sechziger und z. T. auch erst in den siebziger Jahren des vorigen Jahrhunderts in einer informellen Großen Koalition verwirklicht wurden: Entwurf eines Strafgesetzbuches, Reform des Rechts der nichtehelichen Kinder, die nähere Regelung des Rechts des Strafvollzuges, die Ehe- und Familienrechtsreform insgesamt.

Unbedingt erwähnenswert ist noch der persönliche Mut, den Gustav Radbruch, der Pazifist, den man dann doch noch zum Soldaten des Ersten Weltkrieges gemacht hatte, bei der Auseinandersetzung mit den aufständischen Militärs anlässlich des Kapp-Putsches 1920 in Kiel an der Seite der Gewerkschafts- und Parteiführer der Arbeiterbewegung gezeigt hat, und nicht nur bei der Gelegenheit. Er hat sich nie verbogen.

Auch nicht, als er von 1933 bis 1945 Lehrverbot hatte – jedenfalls in Deutschland. Publiziert hat er dann im westeuropäischen Ausland. In französischen, italienischen und anderen außerdeutschen Fachzeitschriften sind, meist nach Vorträgen, seine Arbeiten in der jeweiligen Landessprache erschienen, die ihn, wenn die Nazis sie gelesen hätten, den Kopf hätten kosten können, wenn er sich etwa gegen das – auch bei schnell „gewendeten" Professorenkollegen – en vogue befindliche, grausam exekutierte (exekutiert im vielfachen, auch wörtlichen Sinne!) autoritäre Strafrecht des „Dritten Reiches" wandte und sich nach wie vor für ein humanes, auf Resozialisierung zielendes, liberales Strafrecht einsetzte. Immerhin wussten es die neuen Herren, die den „Systemminister" natürlich doch argwöhnisch beobachteten, zu verhindern, dass er einen Ruf an die deutsche Universität Kowno (Kaunas) in Litauen annehmen konnte, was ihm jedenfalls wieder die Nähe der Studenten und den Austausch mit ihnen gebracht hätte. So gehört auch dieses „zur Stummheit verdammt Sein" mit zur Tragik Gustav Radbruchs.

1945 ist er dann von den Amerikanern in Heidelberg sofort wieder in seine akademischen Rechte eingesetzt worden und er hat es, schwer von Krankheit und seinem Schicksal gezeichnet, sehr genossen, nun wieder akademische Schülerinnen und Schüler und Gesprächspartner zu haben und in der Öffentlichkeit wirken zu können. Auch seine politische Tätigkeit hat er wieder aufgenommen, zunächst so, wie sie einst in Heidelberg begonnen hatte: auf der kommunalen Ebene. Er hat sich in Heidelberg zuerst einer christlichen politischen Gruppierung zugewandt, die später bei deren Gründung in der CDU aufging; alsbald hat er dann wieder zu „seiner" SPD zurückgefunden.

Glücklicherweise haben zwei seiner akademischen Schüler, Arthur Kaufmann und Günter Spendel, Gustav Radbruchs Gesamtwerk herausgegeben, eine Herkulesleistung!

II. Gustav Radbruchs Wirken als sozialdemokratischer Rechts-politiker in der Weimarer Republik – oder: Gustav Rad-bruch: Justizminister und Justizkritiker

Gustav Radbruchs Verhältnis zur Weimarer *Justiz* ist ein durchaus kritisches, auch in seinen Ministerzeiten (1921/1922 und 1923). Es wird aber nicht ausblei-ben, in meinem Vortrag auch auf die Weimarer „Justiz" einzugehen: Gemeint ist die gleichnamige Zeitschrift des Republikanischen Richterbundes, jener kleinen Gruppe – 300 bis 400 Mitglieder ist wahrscheinlich zu hoch gegriffen, i.Ü. we-niger von Richtern als von Anwälten, Abgeordneten, Verwaltungsjuristen –, die sich in der Weimarer Republik zur Demokratie und zum Verfassungsstaat be-kannten, im Gegensatz zu dem weit größeren Teil ihrer Kollegen, insbesondere der Justizjuristen. Auf den Punkt gebracht, könnte man sagen: Radbruchs Ver-hältnis zur „Justiz" war ein sehr herzliches, zur realen Justiz ein sehr gespalte-nes. Damit wären wir mitten in der gespaltenen Weimarer Republik.

Ehe ich aber dazu komme, dies auszuführen, gestatten Sie mir bitte ein Gedan-kenspiel. Die Weimarer Republik hat bekanntlich 14 Jahre gedauert, je nach dem wie man rechnet von Januar 1919, ihrer eigentlichen Gründung, bis Januar 1933, oder ob man schon ab November 1918 rechnet. Es sind 14 Jahre oder we-nig mehr darüber. Die Bundesrepublik Deutschland dauert jetzt je nach dem, ob man ab 1945 die Nachkriegszeit großzügigerweise schon mit einrechnet oder ob man erst 1949 beginnt, 65 oder 61 Jahre. Stellen Sie sich einmal vor, die Bun-desrepublik Deutschland hätte nur 14 Jahre gedauert und wir wären jetzt, an ih-rem Ende im Jahre 1959 oder 1963. Überlegen Sie bitte, wie man dann über die Justiz der bisher vergangenen Jahre in der Bundesrepublik Deutschland (mit all ihren verbliebenen Nazi-Richtern) sprechen würde. Sie können das für sich zu Hause weiter durchspielen. Stellen Sie sich aber auch vor, die Weimarer Repu-blik hätte 61 oder 65 Jahre gedauert (und würde dann wahrscheinlich bis heute dauern, wir wären dann also jetzt immer noch in der Weimarer Republik). Aber ich will bescheiden sein: 61 oder 65 Jahre, wir wären dann bei unserem imaginä-ren Stichtag im Jahre 1980 oder 1984. Ein kurzer Ausflug in die *historische Wirklichkeit*: Gerechnet ab 1945/49 hatten wir 1980, trotz Guillaume-Krise, Brandt-Rücktritts und des „deutschen Herbstes 1977" und einer langsam kri-selnden Regierung Schmidt, eine inzwischen einigermaßen bestandskräftige Demokratie mit einer sich zu pluralisieren beginnenden Justiz; 1984 – trotz des erfolgten Wechsels zur Regierung Kohl – nicht anders. Aber halt! Sie müssten sich ja vorstellen, das alles hätte schon von 1918/1919 an gedauert, es wären dann eben 61 oder 65 Jahre Entwicklung Demokratie vergangen. Stellen Sie sich weiter vor (so wie in der Realität der Bundesrepublik 1971, leider aber nur als befristeter und dann abgebrochener Modellversuch), nach – je nach dem, wie man rechnet – 22 oder 26 Jahren Bundesrepublik, wäre in der Weimarer Repu-blik die Juristenausbildungsreform gekommen. Stellen sie sich also bitte eine

Weimarer Republik vor, in der etwa 1941 oder 1945, aufbauend auf den Gedanken Gustav Radbruchs in seiner Rede „Ihr jungen Juristen!" von 1919, eine Juristenausbildungsreform stattgefunden hätte. Stellen Sie sich schließlich vor, diese dauerte an, und es wären nun längst die demokratisch gesonnenen Juristen in die Justiz eingezogen. Vielleicht wäre Gustav Radbruch sogar, anders als bei seiner historisch belegten Ablehnung 1928, in späteren Jahren dieser florierenden Republik noch einmal Justizminister geworden. Aber selbst wenn er bei seiner Weigerung geblieben wäre – er hätte sicher vielfach indirekt wirken können und gewirkt. Ein Gedankenspiel – aber Sie wissen, so ist es nicht gekommen. Und nun also zur Justiz in der Weimarer Republik und zu Gustav Radbruch in dieser Zeit!

1. Gustav Radbruch – sozialdemokratischer Rechts- und Justizpolitiker

Es ist unter Radbruch-Kennern ein geflügeltes Wort, dass er sich mit seiner Reichstagsrede vom 25. Januar 1921 „zum Justizminister hinaufgeredet" habe. Die Rede ist nicht nur deshalb interessant, weil sie Radbruchs Fraktionskollegen sein besonderes Talent und seine besonderen Fähigkeiten entdecken ließ, wenn dies überhaupt noch nötig war. Nein, sie ist auch deshalb so wichtig, weil Radbruch sich hier über die Möglichkeiten und Grenzen eines Justizministers, insbesondere unter der Weimarer Verfassung, äußert. Ich will Gustav Radbruch an dieser wichtigen Stelle selbst sprechen lassen, so wie ich mich auch im Folgenden bemühen werde, möglichst häufig und möglichst intensiv Gustav Radbruch selbst zu Ihnen sprechen zu lassen. Denn er war ein wunderbarer Redner. Gewiss, auch in seinen *Schriften* wird dies deutlich. Aber ich glaube, dass Radbruchs eigentliche Wirkkraft im *gesprochenen Wort* gelegen hat; gegenüber den Studenten, das ist immer wieder betont worden, auf politischen Versammlungen, und eben im Reichstag. Wir werden also davon ausgehen können, dass selbst Radbruchs wunderbar geschriebene Werke, manchmal auch Polemiken, nur ein matter Abglanz dessen sind, was er im Gespräch und im Vortrag gebracht hat. Aber mit der Reichstagsrede haben wir das gesprochene Wort *par excellence*. 25. Januar 1921: „Meine Damen und Herren! Ich habe während der Rede des Herrn Reichsjustizministers denken müssen, der *Reichsjustizminister* hat es doch eigentlich unter allen seinen Kollegen am besten. Er trägt unsichtbar unter seinem Gehrock ein engmaschiges staatsrechtliches Panzerhemd, durch das es sehr schwer ist, zu seiner staatsrechtlichen Verantwortlichkeit durchzustoßen. Er ist zunächst einmal Gesetzgebungsminister ..." [hier füge ich ein: Radbruch hat es ausdrücklich abgelehnt, *preußischer* Justizminister zu werden. Dazu hat er gesagt, ‚dann wäre ich Justizverwaltungsminister gewesen'. Er hat sich für das *Reichs*justizministerium entschieden, das Gesetzgebungsministerium] „... und teilt die Verantwortung für die Gesetze, die wir hier mit ihm schaffen, mit uns allen – er trägt die Verantwortung eigentlich nur für die Gesetze, die er nicht einbringt. Er ist sodann Minister für Gutachten und entfaltet in dieser Eigenschaft einen Einfluss, der ähnlich wie der Einfluss seines Kollegen, des Finanzministers, alle Ressorts durchdringt – aber die Verantwortung trägt der, der die Gutachten befolgt. Er ist schließlich gerade im Wesentlichen das nicht, was sein Name bedeutet, er ist nicht Minister für Justiz." [Das ist in der Bundesrepublik genau so.] „Er ist ein Raphael ohne Arme [gemeint ist der Erzengel], er hat außer der reichsgerichtlichen und der patentrechtlichen Rechtsprechung eine eigene Rechtsprechung nicht unter sich. Mit der Landesrechtsprechung ist er nur durch das Aufsichtsrecht des Reiches in sehr lockerer Weise verbunden und wenn man die Verantwortung für die Aufsicht geltend machen will, dann begegnet er uns in berechtigter Weise abwechselnd mit zwei Formeln; wenn das Verfahren noch schwebt, sagt er: ich darf in ein schwebendes Verfahren nicht eingreifen, und wenn das Verfahren zu Ende ist, sagt er: mir ist die Kritik an einem richterlichen Urteil versagt. Trotzdem dürfen wir uns nun auch in diesem Hause eine Justizdebatte nicht versagen, eine Justizdebatte, die aber wesentlich anders aussehen muss als diejenige in einem Landtag, die nicht dazu zu dienen hat, dem Justizminister einzelne Fälle zur Äußerung vorzulegen, sondern nur an einzelnen Beispielsfällen den Geist unserer Justiz zu illustrieren, immer unter dem Gesichtspunkt, ob sich auf reichsgesetzlichem Wegen Abhilfe schaffen lässt. Unter diesem Gesichtspunkt gedenke ich mich mit der deutschen Justiz zu befassen."

Das hat er dann in dieser Rede getan, anlässlich einer Etatdebatte. Bekanntlich sind Etatdebatten immer *die* Gelegenheit für die Auseinandersetzung mit den Fachministern der einzelnen Ressorts. Mit der eben zitierten, von ihm selbst umrissenen Grundposition zu Inhalt und Grenzen der Verantwortlichkeit eines Justizministers für die Justiz selbst hatte es Gustav Radbruch übrigens nicht schwer, auch zu seiner späteren Ministerzeit, sich kritisch mit der Justiz zu befassen. Es mag für einen amtierenden Minister manchmal etwas schwerer sein, seine Grundsätze durchzuhalten. Aber auch insoweit ist Gustav Radbruch sicher ein gutes Vorbild.

Halten wir also den Radbruchschen Kerngedanken fest, den ich für absolut zutreffend halte: Man kann nicht einen Justizminister, schon gar nicht einen Reichsjustizminister [heute: Bundesjustizministerin] dafür kritisieren oder gar ihn verantwortlich machen für das, was in der Justiz geschieht; es sei denn, er identifiziert sich mit dem kritikablen Geist der Justiz und/oder tut nichts für dessen Veränderung.

Ich will jetzt im Folgenden einige der Beispiele Radbruchscher Justizkritik bringen. Sie werden sehen, wo Radbruch, vor, während und nach seiner Ministerzeit, politisch gekämpft hat, wo er sich mit der Justiz der Weimarer Republik auseinandergesetzt hat. Er hat dies übrigens in einem Artikel für den Berliner „Tagesspiegel" noch einmal zusammengefasst, den die Zeitung zu Ehren Radbruchs zu seinem 70. Geburtstag am 21. November 1948 veröffentlichte.

Da war zunächst die Serie von Beleidigungen gegenüber republikanischen Amtsträgern, insbesondere Beleidigungen gegenüber Reichspräsident Friedrich Ebert. Besonders plastisch überliefert ist eine lange Kontroverse, die einen großen publizistischen Widerhall in der allgemeinen und in der Fachpresse fand. Ausgangspunkt sind ein Prozess und ein Urteil des Schöffengerichts Magdeburg. Hier hatte Radbruch Anlass zu kritisieren, dass offenbar der Geist der Justiz nicht der Geist der Republik, vielmehr der Geist der Monarchie sei. Der Angeklagte hatte Friedrich Ebert als Landesverräter bezeichnet. Warum? Weil Ebert gegen Ende des ersten Weltkrieges als Gewerkschaftssekretär – auch – während eines Munitionsarbeiterstreiks, sozusagen „dienstlich", tätig war. Er sei damit in der Heimat der kämpfenden Truppe in den Rücken gefallen. Sie hören ganz richtig die „Dolchstoßlegende" heraus. Wir lassen hier einmal beiseite, dass Ebert während des Streiks, seinen Grundpositionen entsprechend, eher abwiegelnd tätig war, was ihm, wie auch vielfach sonst, Kritik vom linken Flügel seiner Partei und insbesondere von abgespaltenen Genossinnen und Genossen eintrug.

Der Angeklagte, der Ebert als Landesverräter bezeichnet hatte, war nicht wegen *Verleumdung* verurteilt worden, sondern nur wegen *Formalbeleidigung* zu einer relativ niedrigen Geldstrafe. Und in dem Urteil ist *expressis verbis* festgeschrieben, es sei Landesverrat gewesen, was der spätere Reichspräsident der Republik getan habe. Das ist nun geradezu absurd, ein Staatsoberhaupt der Republik wegen eines Aktes, der in einer langen Kausalkette mit zur Entstehung eben dieser Republik geführt hat, aus nachträglicher Sicht noch nach den rechtlichen Maßstäben der Monarchie zu beurteilen. Wer so urteilt, bekennt zutiefst, dass mit der demokratischen und republikanischen Weimarer Verfassung die gesamte Rechtsordnung auf eine neue Grundlage gestellt und jedenfalls ihre Entstehungsgeschichte nunmehr nachträglich historisch und rechtlich legitimiert ist.

Das Urteil löste eine große öffentliche Kontroverse aus. Unter Juristen waren die Verteidiger Eberts und Kritiker des Urteils in der absoluten Minderheit. Radbruch hat mit Selbstverständlichkeit die Partei Eberts ergriffen und die Richter, die mit dem Herzen und dem Verstand noch nicht in der Republik angekommen waren, heftig kritisiert.

Mein zweites Beispiel ist mit dem Namen *Fechenbach* gekennzeichnet. Radbruch hat sich auch hier publizistisch geäußert, und zwar unter Ausnutzung des gesamten Arsenals seiner Talente. Dazu gehörte auch die rein rechtswissenschaftlich-gutachterliche Äußerung. Wir bewegen uns auf dem weiten Feld des so genannten publizistischen Landesverrats. Fechenbach, der 1918/19 auch Privatsekretär des kurzzeitigen revolutionären bayerischen Ministerpräsidenten Eisner während der bayerischen Räterepublik gewesen war, hatte einem französischen Journalisten unter anderem Mitteilung gemacht über Verstöße der Reichswehr gegen den Versailler Vertrag. Bekanntlich war es nach dem Versailler Vertrag, der geltendes Gesetz in Deutschland war, der Reichswehr verboten, mehr als eine Stärke von 100.000 Mann zu haben, und es war dem Deutschen Reich verboten, andere als in dem Vertrag näher bestimmte Waffen, Fahrzeuge, Schiffe usw. zur Verfügung zu haben. Es ist heute ein historischer Gemeinplatz, dass dagegen permanent verstoßen wurde. Und ebenso permanent wurden nicht diejenigen juristisch und politisch zur Rechenschaft gezogen, die gegen eben diese Vorschriften geltenden Rechts verstießen, sondern diejenigen, die die Verstöße an die Öffentlichkeit brachten. Sie kennen dies Kapitel wegen der Verfolgung Carl von Ossietzkys, die uns von Ingo Müller und vielen anderen ausführlich geschildert worden ist.

Ein drittes Beispiel, gegen Ende der Weimarer Republik, für Gustav Radbruchs öffentliche Kritik an der Justiz sind die Vorgänge um die so genannten *Boxheimer Dokumente*. Hier bestand Anlass zur Kritik daran, wie die Justiz mit den Urhebern eines hochverräterischen Unternehmens umging, nämlich äußerst lax. Die Verfasser dieser Dokumente, darunter ein später etwas bekannter gewordener „furchtbarer Jurist", nämlich Dr. Werner Best, hatten regelrechte Putschpläne verfasst, Staatsstreichpläne, aus denen hervorging, wie die NSDAP nach einer siegreichen nationalsozialistischen Revolution mit dem staatlichen Gefüge umzugehen gedächte. Wir finden dort alles, wie es dann später, wenn nicht schlimmer, gekommen ist. Vorgesehen waren unter anderem die Internierung (wenn nicht mehr) der politischen Gegner und die Einführung eines Zwangsarbeitsdienstes. In dem staatsanwaltlichen Ermittlungsverfahren wurde all dies unter den Teppich gekehrt mit der Begründung, das seien eher gedankliche Spiele, nicht jedoch ernstzunehmende Überlegungen, die im Übrigen auch keine Realisierungschance gehabt hätten.

Ein weiterer Anlass der Kritik demokratischer Kreise und Radbruchs persönlich an der Justiz der Weimarer Republik war der Prozess vor dem Reichsgericht gegen die Ulmer Reichswehroffiziere, in dem bekanntlich Hitler als Zeuge gehört wurde und den so genannten *Reinigungseid* schwor. Er sagte unter Eid aus, die NSDAP habe vor, nur mit legalen Mitteln an die Macht zu gelangen. Dann ließ er sich aber doch gehen und rief aus: „Wenn es aber soweit ist, dann wird es einen Staatsgerichtshof anderer Art geben und dann werden Köpfe rollen." Auch das hat man nicht gebührend ernst genommen. Ingo Müller hat (in seinem Standardwerk über die NS-Justiz samt ihrer Vor- und Nachgeschichte „Furchtbare Juristen") geschildert, dass allein die Schilderung des *Auftretens* dieses Zeugen in dem Urteil sich wie eine Hymne liest und nicht wie eine sachliche Darstellung der Prozessgeschichte in einem Strafurteil.

Auch schon in die Schlussphase der Weimarer Republik fiel Radbruchs öffentliche Kritik an den schleppenden staatsanwaltlichen Ermittlungen in einem Verfahren in Oberschlesien, das unter dem Namen *Potempa-Morde* bekannt geworden ist. Schon kurz vor der so genannten Machtergreifung hatten SA-Leute in

Oberschlesien politische Gegner bestialisch umgebracht. Es versteht sich, dass nach dem Beginn des Jahres 1933 ihnen Straffreiheit sicher war.

Hier muss ich auf eine signifikante Gegebenheit eingehen, die zum Teil auch in Radbruchs Ministerzeit fällt.

Die politische Schlagseite der Weimarer Justiz, ihre Rechtslastigkeit wurde nämlich von aufmerksamen Beobachtern der Szene minutiös aufgelistet. Hier hat sich besonders ein Kollege und persönlicher Freund Radbruchs, der Heidelberger Statistikprofessor Gumbel, hervorgetan, der dann später nach Frankreich und in die USA emigrierte. Was für einen Statistiker naheliegt: Gumbel führte Aufstellungen darüber, wie viele politische Morde es von Seiten der politischen Linken und von Seiten der politischen Rechten gegeben hat und wie dies jeweils und insgesamt von der Justiz verfolgt und geahndet wurde. Das ist im Einzelnen in den sechziger Jahren des vergangenen Jahrhunderts von Elisabeth und Heinrich Hannover ausgezeichnet dokumentiert in dem Band „Politische Justiz 1918 bis 1933". Gumbel kommt schon 1921 in einer Denkschrift „Zwei Jahre politischer Mord" zu dem Ergebnis, dass gut 300 politische Morde von rechts aktenkundig sind, aber mit geradezu läppischen Strafen enden, wenn es überhaupt zur Strafverfolgung kommt; dagegen gibt es eine geringe Anzahl, eben an zwei Händen abzuzählen, Morde von linker Seite. Dort trifft dann „die ganze Härte des Gesetzes" der Weimarer Justiz die Täter. Im Zusammenhang mit Gustav Radbruch ist das deshalb so interessant, weil Gumbel seinem Kollegen und Freund 1921 diese Denkschrift zugänglich gemacht hatte und Radbruch im Reichstag vom damaligen Justizminister Schiffer verlangt hatte, er möge dem nachgehen. Radbruch wurde dann selbst, wie wir bereits gehört haben, 1921 Justizminister und war es bis 1922, später noch einmal 1923. In der Tat hat *er* diesen skandalösen Sachverhalt von Amts wegen dann weiter verfolgt. Allerdings ist die Veröffentlichung der Gumbelschen Denkschrift sozusagen mit amtlichem Titelblatt unterblieben. Und die peinliche Begründung, dies sei an den immensen mit einer eventuellen amtlichen *Veröffentlichung* verbundenen Kosten gescheitert, muss auch Gustav Radbruch zugerechnet werden. Gumbel hat dann Wege gefunden, seine Forschungen weiter zu vervollständigen. Er hat die Ergebnisse 1924, 1929 und dann noch einmal nach dem Krieg 1962 veröffentlicht.

Ich will schließlich noch einen anderen Beispielsfall nennen, aus dem Gustav Radbruchs kritische Position zur Justiz der Weimarer Republik besonders deutlich wird und bei dem es auch um die bewusste Verarbeitung eigenen Erlebens geht. Es geht um das Amnestiegesetz betreffend die Aufständischen während des Kapp-Putsches vom März 1920. Wir wissen und haben auch im Laufe des heutigen Tages schon gehört, dass Radbruch in eindrucksvoller Weise in Kiel den Aufständischen zusammen mit den streikenden Arbeitern und anderen republiktreuen Bürgern entgegengetreten ist; dass er auch unter Lebensgefahr zwischen den Fronten vermittelt hat, wo sonst womöglich großes Blutvergießen stattgefunden hätte. Ich will das, gestützt auf Radbruchs Erinnerungen, noch vertiefen: Gustav Radbruch war von den Putschisten in so genannte *Schutzhaft* genommen worden. In einer solchen Situation weiß man nicht, was unvermutet geschieht, ob womöglich die unerfahrenen und nervös gewordenen selbsternannten neuen Herren des Staates (oder vielmehr: ihre Handlanger) die Festgesetzten kurzerhand umbringen. Radbruch war auch in dieser Situation ganz Jurist. Er hat zunächst einmal die handwerklich äußerst schlechte Machart des so genannten Haftbefehls beanstandet, auf Grund dessen man ihn festgenommen hatte. Das hat ihm natürlich wenig genützt, mag aber Zeitgewinn und ihm innere Beruhigung gebracht haben. Er wusste eben, wovon er sprach. Und nun stand in dem vom Reichstag verabschiedeten, zuvor und danach heiß umkämpften Gesetz über die Amnestie, betreffend die Teilnehmer am Kapp-Putsch, dass von der Amnestie *Führer und Urheber* ausgenommen sein sollten. Und die Gerichte brachten es in ihrer Rechtsprechung fertig, auch etwa den Admiral von Levetzow, den Radbruch in Kiel selbst kennengelernt hatte – der war nämlich Chef der Marinestation Ostsee, und er hatte in vorderster Reihe sich den Putschisten angeschlossen, war für alles verantwortlich, was in Kiel geschah – auch mit unter diese Amnestie fallen zu lassen.

Dies war für Gustav Radbruch zuviel. Er, der bei allem Kampfgeist an sich eine sehr friedliche Natur war, war empört und verbittert. Auch hier war wieder ein Feld, auf dem er sich in Form der Justizkritik gegen eine nicht vom Geist der Republik beseelte Justiz wenden konnte. Wie wir es am Anfang gehört haben: Grundsätzlicher Respekt vor der unabhängigen Justiz war die eine Sache, Kritik dort, wo die Richter, unter dem Talar versteckt, republikfeindliche Politik betrieben, eine andere.

Ich will aus Radbruchs Feder, aus den politischen Schriften der Weimarer Zeit, hier noch eine grundsätzliche Positionsbeschreibung zitieren: Die Resolution zur Rechtspflege vom Görlitzer Parteitag der SPD 1921, die er mit verfasst und auch – im Stile der unter Juristen üblichen Erläuterungen – *kommentiert* hat.

> Unter dem Schutze der richterlichen Unabhängigkeit hat sich in der deutschen Republik eine Justiz erhalten, die sich als ein obrigkeitsstaatlicher Fremdkörper im sozialen Volksstaat darstellt. Die Erbitterung weiter Volkskreise über den Geist, welchen diese Justiz in fast allen politisch gefärbten Streitfällen bekundet, hat einen Grad erreicht, der tiefgreifende Maßnahmen zu deren Gesundung als unaufschiebbar erscheinen lässt. Es muss den Trägern der deutschen Rechtspflege zum Bewusstsein gebracht werden, dass nur der im Geiste der geltenden Rechtsordnung, im Geiste der sozialen und demokratischen Republik Recht zu finden vermag, der diesen Geist zum mindesten als eine geschichtliche Notwendigkeit innerlich bejaht. Für hasserfüllte Feinde unserer republikanischen Verfassung darf in der republikanischen Justiz keine Stätte sein.
>
> Es ist die Pflicht der Justizministerien, durch sorgfältige Auslese des justizamtlichen Nachwuchses, durch tatkräftige Leitung und Sichtung der Staatsanwaltschaft wie der Erneuerung des Geistes in unserer Justiz Sorge zu tragen. Die juristische

Ausbildung muss unter Berücksichtigung der wirtschafts- und sozialpolitischen Studien neu geordnet werden. Wie vom Reichsjustizminister die Urteile der Sondergerichte, so müssen von den Justizministern der Länder alle Urteile der anderen außerordentlichen Gerichte unter dem Gesichtspunkt möglicher Begnadigung einer Nachprüfung unterzogen werden.

Bei der kommenden Justizreform haben die Gerichte, welche sich das besondere Vertrauen weiter Volkskreise erworben haben: die Gewerbe- und Kaufmannsgerichte, als Vorbilder zu dienen wie in einem Zeitalter des Klassenkampfes wahrhaft unabhängige Gerichte auszugestalten sind. Die Strafgerichte aller Arten und Stufen sind mit Laienbeisitzern zu besetzen, die Schöffen und Geschworenen nach dem Grundsatze der Verhältniswahl zu wählen, die Zulassung der Frauen zu allen Justizämtern schleunigst durchzuführen.

Die seit Jahrzehnten vorbereitete Neuordnung des Strafrechts, des Strafvollzugs und des Strafverfahrens muss endlich zur Wirklichkeit werden, an die Stelle eines veralteten, auf Vergeltung und Abschreckung abzielenden Strafrechts muss ein auf Sicherung und Besserung, bei Jugendlichen auf Erziehung, gerichtetes soziales Strafrecht treten. Todesstrafe und Ehrverlust sind abzuschaffen, Arbeitskraft und Koalitionsrecht besonders zu schützen, die Abtreibungsstrafen durchgreifend einzuschränken, unser völlig rückständiges Ehescheidungsrecht muss schnellstens umgestaltet, die verfassungsmäßig vorgesehene Gleichstellung der unehelichen Kinder baldigst verwirklicht werden. Der Zivilprozess muss unter sozialen Gesichtspunkten neu geordnet werden, besonders durch Einführung des Güteverfahrens. Verzögert sich die Gesamtreform, so muss die Novellengesetzgebung eingreifen.

Achtung vor dem Recht und Vertrauen in die Rechtspflege sind Lebensbedürfnisse jedes Gemeinwesens, nur schnelle und durchgreifende Maßnahmen können sie retten.

Nun könnte man hierzu kritisch sagen, das sei ein rechtspolitischer „Gemischtwarenladen", der Art, wie man es in schnell gefassten Resolutionen auf Parteitagen findet. Aber Sie werden gemerkt haben, dahinter stehen durchdachte Einzelkonzepte, die sich zu einem Ganzen fügen. Lassen Sie mich hier einen Gedanken nennen: Ich habe lange gemeint, es sei doch hoch bedauerlich, dass viele rechtspolitischen Projekte, die Radbruch und andere vorausschauende Gelehrte und Politiker in den zwanziger Jahren des 20. Jahrhunderts konzipiert haben, erst in den sechziger/siebziger Jahren, nämlich in der Bundesrepublik, umgesetzt worden sind. Möglicherweise kann man das auch ganz anders sehen: Es fehlte wohl damals bei aller Brillanz der Gedanken die *gesellschaftliche Reife* zur Umsetzung. Die Strafrechtsreform, das Strafvollzugsgesetz, die Eherechtsreform sind, wie oben bereits angemerkt, schließlich in der Bundesrepublik Deutschland durchgesetzt worden zu Zeiten faktischer oder echter großer Koalitionen. Möglicherweise kann man solche radikalen Gesetzesreformen, die an Grundüberzeugungen der in der Gesellschaft vorhandenen unterschiedlichen gedanklichen Strömungen rühren, nur in einem ganz breiten Konsens durchführen. Es bleibt allerdings festzuhalten: In der Zeit zwischen 1920 und 1930 stand das alles schon nahezu ausformuliert da, denken Sie außer an Gustav Radbruch etwa auch an Elisabeth Selberts Dissertation über „Ehezerrüttung als Scheidungsgrund". Das ist das Familienrecht von 1977.

Ein Thema hat schon vielfach durchgeschimmert oder wurde, wie eben, konkret angesprochen: die Ausbildung der Juristen. Sie lag Gustav Radbruch besonders am Herzen. Ich kann Ihnen nur die schon eingangs erwähnte, auch in der Gesamtausgabe enthaltene Schrift „Ihr jungen Juristen" von 1919 empfehlen. Sie finden dort Themen und Projekte, die auch heute diskutiert werden (oder besser: Diskussion verdient hätten). Natürlich lässt sich das alles nicht blind übertragen in das beginnende 21. Jahrhundert. Auch muss man manchmal über die Barrieren hinweg, die der holzschnittartige damalige Stil politischer Rhetorik, auch bei Gustav Radbruch, für den heutigen Leser aufbaut. Aber eine indirekte Bestätigung finden Radbruchs Gedanken schon darin, dass wir sie in der – bedauerlicherweise nur sehr kurzlebigen – reformierten juristischen Ausbildung von 1972 bis Ende der achtziger Jahre des vorigen Jahrhunderts wiederfinden, ob nun in Augsburg und Konstanz, in Hannover und Bielefeld oder in Hamburg und Bremen. Und immerhin orientiert sich das „Reförmchen" der Juristenausbildung von 2003 jetzt auch mehr am Berufsbild des Anwalts, auch wenn die jungen Juristinnen und Juristen nach der Zweiten *Staats*prüfung (!) immer noch die *Befähigung zum Richteramt* erwerben.

2. Die „Justiz" als Spiegel des Rechtslebens in der Weimarer Republik

Man kann über Gustav Radbruch und die Weimarer Justiz nicht sprechen, ohne auch noch etwas über die „Justiz" in der Weimarer Republik zu sagen. Ich hatte oben den Republikanischen Richterbund erwähnt. Dieser hat seit 1926 eine vorzügliche Zeitschrift mit Namen „Die Justiz" herausgegeben. Es ist gerade diese Zeitschrift, in der Radbruch in aller Regel seine kritischen Stellungnahmen zur Justiz abgegeben hat, übrigens gegenüber dem Reichsgericht etwas wohlwollender, aber durchaus auch mit Kritik, hier aber eher subtil. Nahezu in jedem Jahrgang der Zeitschrift, die bis März 1933 (!) erschienen ist, finden Sie Beiträge von ihm. So etwa auch 1926/27, als der Reichsgerichtspräsident Simons in München vor den versammelten Justizjuristen eine Rede gehalten hatte, die nur unzureichend dokumentiert ist und nach der kursierte, Simons habe gesagt: Sozialdemokraten könne man nicht Richter werden lassen, sie würden nur den Klassenkampf in die Gerichte einführen. Das stellte sich dann nachher etwas anders dar, jedenfalls aus Simons Feder. Sie können es nachlesen. Radbruch hat nämlich mit ihm eine öffentliche Korrespondenz geführt, und das Medium hierzu war die „Justiz". Die Zeitschrift begann 1926 zu erscheinen und machte, wie wir heute sagen würden, mit einem *Editorial* auf, das für uns deshalb interessant ist, weil hier Radbruchs Wort *vom Geist der Justiz* noch einmal durchdekliniert wird. Die Herausgeber dieser Zeitschrift waren, außer Gustav Radbruch, der

Strafrechtler Wolfgang Mittermaier, der Arbeitsrechtler Sinzheimer und dann vor allem Wilhelm Kroner, der Motor des republikanischen Richterbundes, der unter großen Aufständen von Kollegen Richter am Preußischen Oberverwaltungsgericht in Berlin wurde und dessen Todesort Theresienstadt heißt. Dort schreiben also die Herausgeber 1926, unter der Überschrift „Was wir wollen" ihre programmierte Eröffnungsbotschaft. Und das brachte ihm prompt eine Replik in der Deutschen Richterzeitung ein „Was wir nicht wollen". Also schon das Auftauchen einer Gruppe von Richtern, die nun einmal im besten Sinne des Wortes auf dem Boden der Weimarer Verfassung stand und die sagt „Was wir wollen", ruft diese Abwehr hervor. Die Herausgeber sagen, „*es darf nicht sein, dass die Handhabung des Rechts in dieser formalen Tätigkeit sich erschöpft.* Es gibt nicht nur eine Technik, es gibt auch einen *Geist des Rechts.* Die Anwendung des Rechts ist nicht nur ein logisches Verfahren. Die Anwendung des Rechts ist auch Ausdruck einer *Gesinnung*, welche die Norm auslegt und den Tatbestand aus dem Tatsachenstoff formt. Das Volk kann nur an die Macht des Rechtes glauben, wenn das Recht in dem Geiste gehandhabt wird, in dem es geschaffen worden ist und lebendig erhalten werden soll. Ein wichtiges Element dieses Geistes ist die *Staatsgesinnung*. Es ist kein Zweifel, dass ein großer Teil der Angriffe auf die Rechtspflege zurückgeht auf den Widerspruch zwischen dem neugewordenen Staat und einer Rechtspflege, welche die Einstellung für den Staat von gestern vielfach noch nicht überwinden konnte oder wollte. Eine Rechtsordnung muss von ihren obersten Grundsätzen bis herab zu ihren besonderen Anwendungen *eines* Geistes sein. *In einem republikanischen und demokratischen Deutschland kann auch die Rechtspflege nur demokratischen und republikanischen Geistes sein.* Sie verfällt sonst in einen Gegensatz zu dem obersten aller Auslegungsgrundsätze, dass nämlich in jeder Einzelfrage das Gesetz im Geiste der *ganzen* Rechtsordnung auszulegen ist. Es ist ein unerträglicher Zustand, dass sich oft richterliche Gesinnung bewusst oder unbewusst nach einem Geiste richtet, der nicht der Geist des heutigen Rechtes ist. Ein solcher Zustand führt zu den drückendsten Belastungen des Rechtsempfindens, indem durch gewandte Technik die Worte des Rechts dazu gebraucht werden, um in der Form des Rechts dem Unrecht zu huldigen."

Sie kennen den meistens formelhaft geführten Streit aus der Nachkriegszeit, ob sich Gustav Radbruch nun vom Positivismus ab- und dem Naturrecht zugewandt habe. Ich kann hier nur auf die letzten zwei Zeilen des soeben zitierten *Editorials* verweisen, in dem Sie schon genau den Ausgangspunkt für das finden, was Gustav Radbruch dann in seinem berühmt gewordenen Aufsatz „Übergesetzliches Recht und gesetzliches Unrecht" in der *Süddeutschen Juristenzeitung* 1946 näher beschreibt und das sich am besten mit der Formulierung beschreiben lässt, dass Radbruch *die Akzente anders gesetzt hat* (Hans-Peter Schneider). So ist es. Und selbst bei dem kräftigen Wort aus der „*Rechtsphilosophie*: „Wir verachten den Pfarrer, der gegen seine Überzeugung predigt, aber wir verehren den Richter, der sich durch sein widerstrebendes Rechtsgefühl in seiner Gesetzestreue nicht beirren lässt", ist hinzuzudenken, was die republikanischen Richter hier im ersten Heft der Zeitschrift „Justiz" geschrieben haben: Jegliche Gesetzesanwendung vollzieht sich vor dem Hintergrund einer demokratischen und republikanischen Verfassung und vor allem: Es gibt den Gleichheitssatz als unumstößliche Größe. Radbruch hat das immer betont – und sich übrigens ausdrücklich auf Friedrich Ebert bezogen –, wie elementar der Satz ist, dass „für alles, was Menschenantlitz trägt", gleiches Recht gilt. Gustav Radbruch brauchte nicht erst nach 1945 zu betonen: Ein Recht, das den Gleichheitssatz leugnet und die Menschen in *wertes* und *unwertes* Leben einteilt, das ist kein Recht.

In der Zeitschrift „Die Justiz" hat sich Radbruch auch besonders – hier wieder zugleich ganz Staatsrechtslehrer – mit einer Variante der schon genannten politischen Morde und der fragwürdigen juristischen Begründung für Freisprüche oder niedrige Bestrafung der Mörder auseinandergesetzt. Es geht um die so genannten *Feme-Morde*. Die Anhänger der politischen Rechtsgruppierungen, manchmal regelrechte Geheimbünde, maßten sich an, die Gesetzmäßigkeit selbst in die Hand zu nehmen. Sie hielten den Staat als solchen für verrottet, weil sie seinen Gründungsakt, die Revolution von 1918, nicht akzeptierten. Es fanden sich dann Richter, die zu Konstruktionen griffen wie Notwehr oder Nothilfe zu Gunsten des Staates. Die Ausgangspunkte berühren sich mit den Fällen, die ich oben unter dem Stichwort „publizistischer Landesverrat" angedeutet hatte. Die Rechtsradikalen hielten sich nämlich auch für „berechtigt", als *wahre Hüter des Staatsinteresses*, diejenigen Menschen zur Rechenschaft zu ziehen, die solche Verfassungsbrüche, wie ich sie oben geschildert habe (geheime Waffenlager, verbotene Ausbildung von Reservisten, verbotene Waffengattungen, Flugzeuge oder Schiffstypen) offenkundig gemacht oder auch nur dem zur Kontrolle der Exekutive berufenen Parlament zur Kenntnis gebracht hatten. Radbruch hat sich nach allen Regeln juristischer Kunst dagegen ausgesprochen, derartige juristisch unwissenschaftliche und überdies demokratiefeindliche Auslegungskunststücke zu akzeptieren. Diese Mischung aus juristischer und staatsmännischer Argumentation, vom Stil ganz zu schweigen, beherrschte wohl nur er.

Nicht nur der Eröffnungsartikel der „Justiz" von 1926 ist ein Dokument der Zeitgeschichte im Sinne einer demokratischen Justiz. Ebenso beachtlich ist der Schluss der letzten Ausgabe der „Chronik", die in der „Justiz" zunächst Hugo Sinsheimer und später Ernst Fraenkel regelmäßig schrieben. Fraenkel formuliert am 25. Februar 1933:

> Die demokratische Opposition führt den Kampf um ihre Existenz unter dem Ruf nach Freiheit. Sie kämpft aber nicht nur um die Freiheit, sie kämpft auch um das Recht. Die demokratischen Kräfte Deutschlands hoffen, dass die Justiz ein Bollwerk gegen die Unterhöhlung des Rechts in Deutschland ist. Die Justiz sollte aber auch wissen, dass sie in ihrem Abwehrkampf gegen die Versuche einer Beein-

trächtigung der Stellung des Richters im Staatsleben einst auf die Unterstützung der Kreise rechnen darf, denen heute der nationale Charakter abgesprochen wird. Noch immer beginnt das Lieblingslied der nichtbolschewistischen deutschen Arbeiterschaft mit dem anspornenden Ruf:

> Wohlan, wer Recht und Freiheit achtet,
> zu unserer Fahne steht zu Hauf!

III. Die Aktualität Gustav Radbruchs

1. Als erstes will ich hier Gustav Radbruchs Eintreten für eine Weltrechtsordnung und darin auch für *Internationale Strafgerichtshöfe* nennen. Während die meisten seiner Professorenkollegen, die ehemaligen Nazis zumal, über den Nürnberger Kriegsverbrecherprozess (aus durchsichtigen Gründen) nur verächtlich als „Siegerjustiz" sprachen, gehörte Gustav Radbruch zu den wenigen deutschen Juristen, die sich klar und eindeutig für diesen Versuch der Ahndung der Kriegs- und Völkermordverbrechen durch ein Internationales Tribunal aussprachen. Das geschah ganz früh in Aufsätzen von 1945 bis 1947. In der direkten Nachfolge der Gedanken Radbruchs und der Nürnberger Prozesse stehen die Internationalen Ad-hoc-Gerichtshöfe, etwa für Ex-Jugoslawien, für Ruanda und für Kambodscha und natürlich insbesondere jetzt der Ständige Internationale Strafgerichtshof in den Haag.

2. Dann soll vom (nationalen) *Strafrecht* die Rede sein. Ich will hier zwei ganz unterschiedliche Beispiele nennen.

a) Gustav Radbruch war immer ein strikter Gegner der Todesstrafe und hat darunter gelitten, dass deren Abschaffung nicht schon in der Weimarer Republik Gesetzeswirklichkeit geworden ist.

Um so mehr war es ihm eine Genugtuung, dass der Parlamentarische Rat lakonisch, als Reaktion auf das – ich scheue dieses Bild nicht – Waten im Blut der Richter und Henker 1933 bis 1945 – als Artikel 102 in das Grundgesetz eingefügt hat: „Die Todesstrafe ist abgeschafft." Ich hoffe, Sie können sich alle vorstellen, was eine Rechtsordnung *ohne* Todesstrafe von einer solchen unterscheidet, die die Todesstrafe kennt. Ich habe es als deutscher Richter im Austausch in Japan 2005 erlebt, wie allein das Vorhandensein dieser Strafandrohung (und damit für Richter die denkbare Möglichkeit sie aussprechen zu müssen; für das Staatsoberhaupt oder – so in Japan – den Justizminister die denkbare, regelmäßig reale Möglichkeit, über ein Gnadengesuch, also darüber entscheiden zu müssen, ob die Strafe *vollstreckt* wird) die gesamte Rechtsordnung, wie Radbruch es einmal ausgedrückt hat, mit Blut *durchtränkt*. Dieser Fortschritt, den wir – nach allem! – in Deutschland haben, ist nicht hoch genug Wert zu schätzen, auch um Gustav Radbruchs willen!

Denken Sie daran, dass die Abschaffung der Todesstrafe in *Frankreich* erst 1981 erfolgte, vor allem auf Betreiben des großen Justizministers Robert Badinter. Staatspräsident Mitterand hatte aus seiner Zeit als Innenminister zur Zeit des Algerienkrieges durchaus Blut an seinen Händen.

Wie aktuell die Wirkungsgeschichte Gustav Radbruchs als Gegner der Todesstrafe ist, erhellt auch Folgendes: Bundespräsident Wulf hat letzte Woche bei der Verabschiedung des Bundesverfassungsrichters Broß in Karlsruhe dessen Prinzipientreue gerühmt: Broß – als Richter am Bundesgerichtshof vor 12 Jahren übrigens auf die „Quote" der CDU/CSU zum Bundesverfassungsrichter gewählt – als Freund des Grundgesetzes und insbesondere überzeugter Gegner der Todesstrafe, sei so konsequent, dass er – ob als Tourist oder offiziell – nicht in Länder reise, die noch die Todesstrafe kennen; also auch nicht in die USA …

Nota bene: Es soll hier angemerkt werden – insoweit gehen wir noch einmal zurück in die Weimarer Republik –, dass Gustav Radbruchs eigene Tätigkeit als Minister gerade zum Thema Todesstrafe von Widersprüchen geprägt war. Volkmar Schöneburg (heute für die Partei DIE LINKE Landesjustizminister in Brandenburg) als Herausgeber des Bandes „Reichstagsreden" der Gustav-Radbruch-Gesamtausgabe stellt hierzu in seiner Einleitung fest: „Am 24. Juni 1922 wird Walter Rathenau, seines Zeichens Reichsaußenminister, wegen seiner ‚Erfüllungspolitik' durch rechtsradikale Mitglieder der berüchtigten ‚Organisation Consul' des Korvettenkapitäns Erhardt ermordet." Joseph Wirth hält am 25. Juni eine leidenschaftliche Rede vor dem Reichstag, in der er ausführt: „Da steht der Feind, der sein Gift in die Wunden des Volkes träufelt. – Da steht der Feind – und darüber ist kein Zweifel: dieser Feind steht rechts!" Im Anschluss wurden am 26. und 29. Juni 1922 zwei „Verordnungen zum Schutze der Republik" erlassen. Alle drei Gesetzgebungsakte trugen die Unterschrift Radbruchs, obwohl sie rechtsstaatlich mehr als bedenklich waren. Gleichzeitig zur Gesetzgebungsarbeit zum „Schutze der Republik" schrieb Radbruch an seinem StGB-Entwurf, aus dem er die mit Blutgeruch und Rachegeist gehaftete Todesstrafe als Fremdkörper verbannte. Er artikulierte für die Sozialdemokratie, dass die Abschaffung der Todesstrafe, im Ausnahmezustand wie in normalen Zeiten, nach wie vor an der Spitze der strafrechtlichen Forderungen stehe. Aber die zweite Verordnung und das Republikschutzgesetz (RSG) drohten jeweils die Todesstrafe schon für entfernte Gefährdungs- und Vorbereitungshandlungen an. Die Verordnung sah diese Strafe bereits für die wissentliche Teilnahme an einer Vereinigung, deren Ziel die Tötung eines amtierenden oder früheren Ministers ist, vor. § 1 des Gesetzes sanktionierte nicht nur den politischen Mord mit der Todesstrafe, sondern auch die Teilnahme an einer Vereinigung oder Verabredung, zu deren Bestrebungen es gehört, Mitglieder einer republikanischen Regierung des Reiches oder eines Landes durch den Tod zu beseitigen, wenn in Verfolgung dieser Bestrebungen eine Tötung nur versucht worden ist. Zu einem viel späteren Zeitpunkt wurde daraus verhängnisvoll geschlossen, dass es gerade eine Erfahrung aus der

Weimarer Republik sei, in Zeiten des zugespitzten Klassenkampfes weit gefasste Tatbestände zu formulieren (Schöneburg bezieht sich hier wohl auf die DDR, Anm. des Vf.). Von den Fachkollegen erntete Radbruch für dieses „Zugeständnis" beißende Kritik: „Wie man sieht, ist es leichter, politische Parteiprogramme aufzustellen als danach verantwortlich zu handeln." Aber weder damalige noch heutige Erklärungen für dieses Verhalten können restlos überzeugen.

b) Das zweite Beispiel ist von wesentlich friedlicherer Art.

Gustav Radbruch hat 1922, wie oben schon kurz angemerkt, 1922 zwei Gesetze erfolgreich auf den parlamentarischen Weg gebracht, die bis heute gewährleisten (jedenfalls sollen), dass die Rechtsprechung der Strafgerichte wirklich (oder bescheidener gesagt, jedenfalls in einem gewissen Sinne) „Im Namen des Volkes!" erfolgt (wie es ja bei der Verkündung und im Eingang eines jeden Urteils heißt): Das Gesetz über die Zulassung der Frauen zu den juristischen Berufen und zum Schöffenamt und das Gesetz über die Entgeltzahlung für das Schöffenamt.

Das erste Gesetz war der erste Schritt zur Verwirklichung der Gleichberechtigung der Frauen auf dem Gebiet der Rechtspflege, ob im Beruf oder im Ehrenamt. Heute geht z.B. der Anteil der (Berufs-)Richterinnen und Staatsanwältinnen in Richtung 40 %, während er Anfang der achtziger Jahre noch nahe bei 10 % lag. Bei den Einstellungen und daher bei den jüngeren Jahrgängen in der Justiz liegt er eher über als bei 50 %. Aber was war das für eine Überzeugungsarbeit und welch mühsamer Prozess, bis auch der letzte Personalreferent (!) und der letzte Gerichtspräsident (!) überzeugt waren, dass die Verwirklichung des Gleichheitssatzes (Art. 3 GG), die – wie wir heute sagen – Gleichstellung nichts als eine von der Verfassung gebotene Selbstverständlichkeit und auch eine Notwendigkeit zur Herstellung gesellschaftlicher Pluralität in der Justiz ist. Und für Gustav Radbruch war das schon 1922 eine Selbstverständlichkeit.

Nicht anders die gesicherte Entgeltzahlung: Nur so konnte der Weg bereitet werden, dass nicht mehr nur die Kommerzienräte und die Gutsherren sich leisten konnten, als Schöffen zu amtieren, sondern dass alle Schichten der Bevölkerung zum Zuge kamen. Damit Sie nicht denken, ich verwechselte („typisch juristisch") das Gesetz schon mit der Wirklichkeit: Gewiss kommt es auch heute noch vor, dass die Schöffenbänke nicht den Querschnitt der Bevölkerung widerspiegeln oder dass einzelne Arbeitnehmer Schwierigkeiten bekommen, wenn sie ihr Schöffenamt wahrnehmen. Das bleibt selbstverständlich als – nie endende – Tagesaufgabe, hier das Gesetz im Radbruchschen Sinne der Gleichberechtigung und der Pluralität zur Wirklichkeit werden zu lassen.

c) Gustav Radbruch und die Reform der Juristenausbildung

Sie wissen, dass Ausbildung und Prüfung der Juristen noch heute nicht viel anders als vor 100 Jahren laufen: In einem – inzwischen überdies ziemlich verschulten – Studium lernen die angehenden Juristen die Systematik des Rechts, bestimmte Standard-Rechtsgebiete, eine Methode der Gesetzesanwendung und -auslegung, viele von Obergerichten entschiedene Fälle als Präjudizien; das Ganze fast ausschließlich national, heute ein wenig garniert mit Europa- und Internationalem Recht; nach wie vor der Schwerpunkt auf den „klassischen" Rechtsgebieten Zivilrecht, Strafrecht und (allgemeines) Öffentliches Recht; kaum oder wenig Sprachen. Trotz entsprechender zarter Ansätze in den Ausbildungs- und Prüfungsordnungen kaum Bezüge zur Geschichte und den Grundlagen des Rechts und zur Anwendungspraxis, zur mündlichen und schriftlichen Kommunikation und zu Formen der nicht oder nicht ausschließlich rechtlich determinierten Streitschlichtung, zu „moderneren", die Lebenswelt prägenden wie Arbeits- und Sozialrecht, aber auch Verbraucherschutzrecht, insbesondere Mietrecht, wie Wirtschafts- und Bankrecht; dies alles jedenfalls im universitären Teil der Ausbildung, in der zweiten Phase der Ausbildung, der Referendarzeit, liegt der Akzent auf der Praxis. Geprüft werden die Juristen nach wie vor in zwei *Staats*examina, d.h. auch im ersten Examen dominiert von (zumeist im Staatsdienst stehenden) Praktikern.

Ich habe oben bereits angemerkt, dass schon Gustav Radbruch zu allem ganz andere Vorstellungen hatte, die er vor allem in einem Vortrag von 1921 „Ihr jungen Juristen!" formuliert hat. Sozial relevante Rechtsgebiete sollten mehr und frühzeitig in der Ausbildung vorkommen, die Trennung in „theoretisches" Universitätsstudium und praxisorientierte Referendarzeit sollte überwunden werden, die jungen Juristen sollten lernen, woher das Recht kommt und wohin bestimmte Auslegungen und Entscheidungen führen, die Enge des nationalen Horizontes sollte überwunden werden, vor allem aber sollten sie lernen, dass Rechtsnormen, so wichtig die *Rechtssicherheit* ist, nicht ein abstraktes Gebilde, unabhängig von der Staatsform, sind, sondern dass die jungen Juristen den Wert des *demokratischen* Rechtsstaates vermittelt bekommen und schätzen lernen sollten. Die Juristen sollten, so Gustav Radbruch wörtlich, sich als eine *große Liga für Menschenrechte* begreifen.

Das ist genau die Botschaft des Grundgesetzes (siehe Artikel 1 Absatz 3: „Die nachfolgenden Grundrechte binden [sinngemäß: alle Staatsgewalten, also auch alle Rechtsanwender] als unmittelbar geltendes Recht."

Das müsste folgerichtig auch die Leitlinie der gesamten Juristenausbildung sein. Aber, um es noch einmal zu sagen: In diese Richtung hat es in den Jahren von 1972 bis ca. 1985 (allerdings nur in Modellversuchen) Anläufe gegeben, ein kleines „Reförmchen" auch 2003; aber insgesamt haben wir heute fast wieder und nach wie vor den Zustand, der Gustav Radbruch Anlass zur Kritik gegeben hat.

d) Rechtskunde als Teil der staatsbürgerlichen Bildung

Gustav Radbruch war (nicht nur als großer Freund und Förderer des Volkshochschulwesens, insbesondere mit seinem Freund Hermann Heller zusammen in Kiel) überzeugt, dass man, um die damals immer wieder beklagte „Klassenjustiz", um die Entfremdung zwischen Justiz und Volk zu überwinden, aber vor allem, um dem Einzelnen die Wahrnehmung seiner Rechte zu ermöglichen, früh anfangen müsse, den Menschen Kenntnisse der Bedeutung des Rechts, seiner Grundlagen und Inhalte zu vermitteln (also der Verfassung, des historischen und völkerrechtlichen Hintergrundes der eigenen Rechtsordnung, darüber hinaus und vor allem aber auch höchst praktische Kenntnisse auf den Rechtsgebieten, die im Leben jedes Menschen eine Rolle spielen); nicht, um die Menschen zu „Mini-Juristen" zu machen oder um das individuelle und gesellschaftliche Leben zu „juridifizieren", vielmehr um den Einzelnen in Stand zu setzen, seine Rolle als Staatsbürger ebenso wie als individueller Teilnehmer am Recht verantwortungsvoll wahrzunehmen.

Dieser Gedanke, der in den Schulen (und zwar nicht nur in den Gymnasien!) und Volkshochschulen umgesetzt werden müsste, vielleicht beginnend in verständlicher Weise schon in der vorschulischen Erziehung, ist Ende der sechziger/Anfang der siebziger Jahre des vergangenen Jahrhunderts von Pädagogen und Juristen aufgegriffen worden, bis hin zu einer eigens dafür geschaffenen Zeitschrift „Recht und Gesellschaft". Und interessanterweise ist auch – das gehört deshalb nicht nur hierher, sondern auch in den vorigen Abschnitt 3 zur Juristenausbildung – das beste Einführungs-Lehrbuch für angehende Juristen, „Rechtswissenschaft" von Wiethölter und Denninger, ursprünglich geschrieben worden als Begleitbuch zu der volkshochschulartigen Serie „Funkkolleg" des Hessischen Rundfunks.

Also: auch auf dem Gebiet der Rechtskunde als Teil der politischen Bildung ist eigentlich alles noch und wieder so unbeackert, wie es Gustav Radbruch vorgefunden und kritisiert hat.

IV. Gustav Radbruch und Erich Mühsam

Woher kannten sich die beiden?

Sie entstammten, der Kaufmannssohn Gustav Radbruch und der Apothekerssohn Erich Mühsam, in Lübeck derselben Klasse, beide Väter spielten auch – hanseatisch traditionsgemäß – in der lokalen Politik eine aktive Rolle. Dabei muss man bedenken, dass die Republik Lübeck immerhin damals ein kleiner Staat des deutschen Reiches war. Sie kannten und schätzten einander als Mitschüler des Katharineums, des traditionsreichen altsprachlichen Gymnasiums.

Die Verbindung reißt auch nicht nach Mühsams Verlassen der Schule ab. Verlassen der Schule aus Gründen, die Sie kennen und die ich Ihnen gleich noch einmal aus der Feder Gustav Radbruchs benennen werde. Sie reißt nicht ab zwischen dem „Primus-Typen" Radbruch und dem „Schulabbrecher" Mühsam, zwischen dem an die friedenssichernde Macht des Rechts glaubenden und dafür eintretenden Radbruch und dem den radikalen Weg suchenden Anarchisten Mühsam. Sie reißt auch nicht ab zwischen dem nach Beteiligung an der Münchner Räteregierung zu Festungshaft verurteilten Mühsam und dem Reichstagsabgeordneten und Reichsjustizminister Radbruch. Dazu einige Originaläußerungen Radbruchs:

Am 5. Januar 1904 schreibt Radbruch (von Heidelberg aus) an Hermann Kantorowicz: „Mein Freund Mühsam hat seinen ersten Gedichtband erscheinen lassen, der besser ist, als ich erwartete. Sehen Sie ihn sich doch einmal an. Sie sehen: ich bin leicht geneigt zu loben."

In Radbruchs unmittelbar nach dem Zweiten Weltkrieg verfassten Autobiographie „Der innere Weg" heißt es:

[…] ein Menschenbild ganz anderer Art darf in dieser Darstellung nicht fehlen: Erich Mühsam, der später bekannt gewordene Edelanarchist und Dichter, dazu erfolgreichster Schüttelreimer, bis er in dieser Kunstform durch Benno Papentrigk-Anton Kippenberg noch überboten wurde. („Von Schüttelreimern lies am meisten, die, die soviel wie Mühsam leisten." „Du baust Häuser, du Banause? Na bau se." „Wie könnt Cassirers Saal bestehn, tät ihn nicht Herr Fritz Stahl besehn.") Er war mein Mitschüler, nicht mein Kon-Abiturient, denn er musste aus zwingenden Gründen die Lübecker Schule vorher verlassen. Er hatte in dem sozialdemokratischen Lübecker Volksboten eine Festrede unseres Direktors Schubring mit beißenden Glossen veröffentlicht. Er wurde Apotheker wie sein Vater, dann dichtender Bohémien, der der „Neuen Gemeinschaft" der Brüder Hart zeitweise nicht fern stand, und ein radikaler Politiker, der bemüht war, das kluge Wort des Franzosen zuschanden zu machen, dass man für irgend jemanden immer noch ein Reaktionär sei – für ihn selbst waren noch die Kommunisten Reaktionäre, er strebte nach einer unüberbietbaren Flankenstellung links von ihnen. In meiner Berliner (scil.: Studien-) Zeit war er zeitweise ohne Wohnung, brachte die Nächte im Café des Westens zu und klopfte fast allmorgendlich um sechs an meine Tür, um sich auszuschlafen, einmal, nachdem er einem frierenden Bettler seinen ganzen Mantel abgetreten und damit sogar die Caritas des heiligen Martin übertroffen hatte, der nur den halben Mantel als Almosen gab. Eines Morgens traf ich ihn mit einem schwer betrunkenen deutschen Dichter. Er erklärte sich unfähig, des Unglücklichen weiterhin allein zu warten, der sich an jeder Destille nur mit Mühe vorbeischleppen ließ, und wir nahmen den heftig Schwankenden in die Mitte […]

Und weiter:

Erich Mühsam […] bin ich in späteren Lebensabschnitten immer wieder begegnet. So besuchte ich ihn während seiner fünfjährigen Festungshaft in Niederschönefeld, die er wegen seiner Beteiligung an der Münchener Räterepublik im Jahre 1919 verbüßte. Er ist nach 1933 in neuer Gefangenschaft ums Leben gekommen. Ich habe seine politischen Ansichten nie geteilt oder auch nur ernst genommen, wohl aber den unbeugsamen Mut geachtet, mit dem er sie vertrat.

Mühsam war 1919 zu 15 Jahren verurteilt worden, ist aber dann 1924 amnestiert worden.

Radbruch sah sich einem politischen Kesseltreiben ausgesetzt, als bekannt wurde, dass er sich für Mühsam eingesetzt und den Freund in der Haft besucht hatte (Wir finden das übrigens verschlüsselt beschrieben in Lion Feuchtwangers Roman „Erfolg"). Vor dem Reichstag erklärt er in der Sitzung vom 16. August 1920 in Zusammenhang mit Umfang und Tragweite geplanter Amnestien:

> [...] scheint es mir keinen hervorragenden Grad des Selbstvertrauens auf Seiten der bayrischen Regierung zu bedeuten, dass sie mit Erich Mühsam und seinesgleichen nicht fertig werden zu können meint, wenn sie in die Freiheit entlassen werden.

In einem Interview mit der Zeitschrift „Die Glocke" (Heft 2, Jahrgang 1921/22) antwortet er auf die Frage „Was meinen sie zu den Angriffen, die sofort bei Ihrem Amtsantritt gegen *Ihre Person* gerichtet wurden?":

> Dass Beschimpfungen mir nicht erspart bleiben würden, darüber war ich mir von Anfang an klar. Wer ein solches Amt antritt, der rückt damit in die „Drecklinie" ein. Aber dass es sich meine Gegner so leicht machen würden, das habe ich allerdings nicht geglaubt. Mein Programm ist seit langem bekannt. Ich habe es zweimal dargelegt in meinem Vorarbeiten zum Parteiprogramm, ferner in meiner am 25. Januar 1921 gehaltenen Reichstagsrede und in meiner Görlitzer Rede [scil.: auf dem Parteitag]. Trotzdem schreibt die gegnerische Presse jetzt, ich wolle die Unabhängigkeit der Richter beschränken, sie durch Parteisekretäre ersetzen, ich träte für die Volkswahl der Richter ein. Man erklärt den *Reichs*justizminister für jeden Rechtsempfindens bar, weil der – *preußische* Justizminister zwei Mörder begnadigt hat. Man verlangt von mir, dass ich meine Freunde ausschließlich bei den Deutschnationalen suche, und wirft mir vor, dass ich die Person von der Sache trenne, dass ich *Erich Mühsam* in Erinnerung an unserer gemeinsame Zeit am Lübecker Katharineum auch in schwerer Zeit die Treue halte, dass ich *Ernst Toller* menschlich und künstlerisch hochschätze. All das berührt mich nicht.

Welche Standfestigkeit für den Freund, welche (ich scheue das Wort in diesem Zusammenhang nicht) *Treue!*

In der Vossischen Zeitung veröffentliche Radbruch besonders gern. Hier erschien am 15.7.1928, gewissermaßen als *hommage* an Erich Mühsam zu dessen 50. Geburtstag, die Rezension „Annotation zu ‚Sammlung 1898 – 1928', Erich Mühsams Gedichte":

> Der fünfzigste Geburtstag hat Anlaß gegeben zu dieser Sammlung von Dichtung und Prosa aus dreißig Jahren (Erschienen bei J. M. Spaeth, Berlin). Weiß unsere Jugend, die (außer etwa George) kaum noch Gedichte liest, was uns Jungen die vielstimmige Lyrik jener Tage bedeutete? In diesem Bande wird jene Zeit in vielfachem Widerhall und gleichgestimmten Tönen noch einmal lebendig. Der Anfang ist Bohème, Weltschmerz und Liebe. Merkwürdig wenig Naturstimmung. Im Hintergrund wagt sich schon gleichnishafte Weisheit vor, heitere oder bittere

Weisheit, Weisheit in der Art des gepflegten Weisen Wilhelm Busch, der den Sang vom „Toten Kater" – eine Perle – selber gedichtet haben könnte. Aus der Zeit der Elf Scharfrichter tragikomische Trauerballaden im Moritaten-Tone Schartenmeyers. Dann neue, starke Töne: Krieg, Revolution, Gefangenschaft, Grabgesang für große Tote: „Die Dichtkunst ist nichts als eine meiner Waffen im Kampf." Vor der krassen Ungerechtigkeit dieser Gesellschaftsordnung geht der eine „still seines Weges, liebt Leben und Liebe und dichtet Schönheit in die Menschen, die ihn verhungern lassen" – so *Peter Hille*, der Unvergessliche, dem Mühsam in diesem Buche einen schönen Denkstein setzt – der andere wird auch in seiner Lyrik zum revolutionären Kämpfer – so Erich Mühsam. Vieles von dem, was er mit Herweghschem Schwung oder mit brutaler Nacktheit des Wortes und gallbitterem Humor sagt, ist Kampf – Dichtung von der Art, die in proletarischen Herzen Widerhall weckt. Dass das Lied vom Revoluzzer, im Zivilstand Lampenputzer, „der deutschen Sozialdemokratie gewidmet" ist, beeinträchtigt die Erheiterung über diese Parodie des Revolutionsphilisters nur in unerheblichem Maße. Denn man gesteht es dem Dichter gern zu, dass er mit seinen Gesängen revolutionären Hohnes und Hasses ganz in seinem Recht ist – nämlich in seinem *Künstler*recht: verantwortungsvolle Vernunft ist nun einmal lyrischer Formung nicht so leicht fähig wie rücksichtsloser Revolutionarismus. Freilich ist Eignung zur Lyrik noch kein historisches Werturteil. Dieser revolutionäre Lyriker ist übrigens durchaus kein Revolutionär der lyrischen Form. „Mein Sang tönt nicht nach letzter ästhetischer Mode." Man freut sich vielmehr immer wieder der zwangslosen und dennoch erarbeiteten Sauberkeit in der dichterischen Gestaltung auch krassester Stoffe.

So (hart und liebevoll) kritisiert ein *Freund*. Und man bedenke: Hier bespricht im Feuilleton einer der großen Berliner Zeitungen der Heidelberger Strafrechtsordinarius und ehemalige sozialdemokratische Reichsjustizminister den Lyrikband eines Anarchisten und ehemaligen politischen Gefangenen.

Sie waren und blieben sich, trotz aller äußeren (und inneren) Unterschiede so nahe. Es verbanden sie die radikale Achtung vor den Rechten des Individuums, das Eintreten für die Schwachen, die Abkehr von der politischen Heimat ihrer Elternhäuser. Es verbindet sie, von heute aus gesehen, die Dummheit und die Wut, mit der die Nationalsozialisten sie verfolgten, den einen am Leben, den anderen beraubten sie „nur" an der Ausübung seiner Fähigkeiten und Rechte. Indem sie ihn mundtot machten. Und sie nahmen ihm – nach dem tragischen Lawinentod der Tochter Renate – den Sohn Anselm, der in Hitlers Angriffskrieg als Soldat vor Stalingrad starb.

In der Vossischen Zeitung hat Gustav Radbruch 1928 nicht nur Mühsams Gedichtsammlung rezensiert, sondern auch (in der Ausgabe vom 20.10.) die „Kriegsbriefe gefallener Studenten" – des (damals noch nicht so genannten Ersten) Weltkrieges. Wie wir dem Editionsbericht zum Band „Literatur- und kunsthistorische Schriften" der Gustav-Radbruch-Gesamtausgabe entnehmen können, finden sich in dem Band „Kriegsbriefe gefallener Studenten *1939 – 1945*" auch Briefe von Radbruchs Sohn Anselm (1918–1942).

Zum Weiterlesen:

Hans-Ernst Böttcher, Tragik und Größe Gustav Radbruchs, in: Schleswig-Holsteinische Anzeigen 1994, S. 81 ff. (zuvor schon in: Lübeckische Blätter 1992, Heft 17).

Ders., Zur Aktualität Gustav Radbruchs, in: Schleswig-Holsteinische Anzeigen 1998, S. 91 ff.

Ders., Gustav Radbruch und die Weimarer Republik, Schleswig-Holsteinische Anzeigen 2005, S. 361 ff. (zuvor schon in einem Tagungsbericht der Friedrich-Ebert-Stiftung anlässlich des vollständigen Erscheinens der Gustav-Radbruch-Gesamtausgabe, Berlin 2005). [Teile dieses Aufsatzes sind in den vorliegenden Vortrag eingearbeitet.]

Ders., Gustav Radbruch (Vortrag zu Radbruchs Todestag am 23.11.2010 in Lübeck), im Erscheinen, voraussichtlich in: Schleswig-Holsteinische Anzeigen 2011, Heft 3; ferner in den Lübeckischen Blättern.

Hans-Peter Schneider, Gustav Radbruch (1878 – 1949), Rechtsphilosoph zwischen Wissenschaft und Politik, in: Redaktion Kritische Justiz (Hrsg.), Streitbare Juristen – Eine andere Tradition, Baden-Baden (Nomos) 1958, S. 295 ff.

Gustav Radbruch, Gesamtausgabe, hrsg. von Arthur Kaufmann (fortgeführt von Günther Spendel), Heidelberg (C. F. Müller) bis 2005.

Hinweis: Hans-Ernst Böttcher, geb. 1944, war nach seinem Studium (Rechtswissenschaften, Soziologie und frz. Sprache) in Kiel, Tübingen und Rennes (Frankreich) sowie der Referendarzeit in Schleswig-Holstein und Bremen seit 1974 Richter zunächst in Bremen und von 1991 bis 2009 als Präsident des Landgerichts in Lübeck. Er ist Mitgründer (1998) und war bis 2010 Vorstandsmitglied des Vereins „Forum Justizgeschichte – Vereinigung zur Erforschung und Darstellung der deutschen Rechts- und Justizgeschichte des 20. Jahrhunderts".

Tilman Westphalen

Erich Maria Remarque
Vom naiven Kreigsankläger zum militanten Pazifisten

Vorbemerkung: Der im Folgenden abgedruckte Vortrag ist nur zum Teil in dieser Form präsentiert worden. Die hier vorliegende Fassung ist weitgehend das für die Tagung vorbereitete Referat, das für mich in seiner historisierenden Behandlung des Themas durch ein einschneidendes Ereignis der konkreten Kriegsgegenwart in Afghanistan (und anderswo) am späten Abend – bis weit in die Nacht – des Vortags sehr relativiert wurde. Hierzu eine längere Passage aus dem Mitschnitt (der Tagungsbeiträge) meines stark extemporierenden Beginnens (sprachlich etwas geglättet):

„Nichts ist gut in Afghanistan." Wir sind hier natürlich nicht auf dem ökumenischen Kirchentag in München, sondern wir sind in Malente. Aber die Bischöfin Frau Margot Käßmann hat in schrecklicher Weise Recht, und ich hoffe, im Verlauf der Diskussion nach dem Vortrag, kommen wir darauf zurück. Nun kann man sich natürlich auf einen Standpunkt zurückziehen, der da lautet: „Finden Menschen ihr Glück darin, dass sie sich in gefährlichen Kriegsspielen gegenseitig abschlachten, dann lasse man ihnen das Vergnügen." (Paul Feyerabend: *Erkenntnis für freie Menschen*) Dieser radikale Relativismus kann natürlich nicht eine Handlungsmaxime für uns, für Mühsam, Remarque und andere sein. Gestern Abend oder heute Nacht hatte ich beim Bier ein wirklich erregendes Streitgespräch mit einem Bundeswehr- Reserveoffizier, Jungsozialist, und zwei 16-, 17-jährigen Schülern, ebenfalls Jusos. Sie vertraten beinhart, ohne jegliche Rücksicht auf Verluste: Die Freiheit in Afghanistan zu verteidigen ist unsere Menschenpflicht, und wenn dabei Ziviltote umkommen, ist das bedauerlich, aber nicht zu ändern. „Kollateralschäden" eben. Wir müssen unsere Pflicht gegenüber unserer Nation, unserem Volk, unserem Gewissen tun (sinngemäß zitiert). Voll ideologisiert. Da braucht man ja nur im Koran zu lesen wie die Al Khaida-Dschihadisten: „Ihr werdet siegen, wenn ihr gläubig seid." Oder, was Osama bin Laden sagt:

> Mit Gottes Hilfe rufen wir jeden Muslim, der an Gott glaubt und dafür belohnt werden möchte, auf, dem Befehl Gottes Folge zu leisten und die Amerikaner zu töten und ihren Besitz zu plündern, wo auch immer er sie findet und wann immer er kann. Wir rufen die muslimische Ulama, die muslimischen Anführer, ihre jungen Leute und ihre Soldaten dazu auf, die amerikanischen Soldaten des Satans und ihre Verbündeten, Ausgeburten des Satans, anzugreifen und ihre Anführer zu

verjagen. Dann lernen sie vielleicht ihre Lektion. (*Die Reden des Osama bin Laden*, 2006)[1]

Dieses Buch ist immer noch sehr aktuell. Eine mögliche Paraphrase für die überzeugten Afghanistan-Krieger könnte etwa so lauten: Mit Gottes Hilfe (oder auch ohne) und dem Glauben an das Grundgesetz rufen wir jeden Bundeswehrsoldaten dazu auf, der an die Freiheit und die Bedrohung Deutschlands glaubt und an das Recht auf Verteidigung gegen die Terroristen, dem Befehl des Befehlshabers, Herrn von und zu Guttenberg, zu folgen, die Taliban zu töten und ihren Besitz zu vernichten, wo auch immer er sie findet. Denn Deutschland wird bekanntlich am Hindukusch verteidigt, trotz des Verbots des Angriffskriegs in Art. 26 Grundgesetz. Dass dabei auch Zivilisten umkommen, lässt sich leider nicht verhindern, weil die Taliban sich heimtückisch verstecken und keinen Kampf in Armeeuniform führen. Das habe ich gestern die ganze Nacht hören müssen. Das ist der eigentliche Unterschied zwischen Gut und Böse. Die sind böse, weil sie keine Soldaten sind, die sich durch Uniformen usw. hervortun, sondern die einfach böse sind. Das sind Verbrecher, und unsere sind die Guten. Wenn man sich das mal wirklich klar macht, dann kommt die Frage in die Erinnerung zurück: Was ist Kultur? Es gibt die Kultur des Friedens, und es gibt die Kultur des Krieges. Ganz unzweifelhaft. Die Leute, die die Kriegskultur als Ausgangspunkt ihres Denken und Handelns im Kopf haben, sind sie besser oder schlechter als die Leute, die die Friedenskultur im Kopf haben? Man kann sich nur für eins entscheiden. Wir entscheiden uns natürlich für die Friedenskultur. Aber darum sind die andern nicht böse und wir sind gut, wir haben nur unterschiedliche Ansichten darüber, was kulturelle Evolution im Laufe der Zeit bewirken soll und kann.

Kommen wir zurück auf den eigentlichen Anlass des Streites von gestern Nacht: überzeugte deutsche Soldaten in Afghanistan und Schüler, die Taliban-Terroristen vernichten müssen. Hierzu weitere Osama-Zitate:

> Ein Märtyrer wird den Schmerz des Todes nur als Nadelstich spüren. [...]
>
> Blut ist das Öl, das die Flamme nährt.

Also für Osama ist klar, der ganze Irakkrieg ist primär ein Krieg um Öl, den die Amerikaner dann ja auch gewonnen haben, nicht den Frieden!

> Nichts außer dem Glauben ist heiliger als das Vertreiben eines Feindes, der die Religion und das Leben bedroht.

Auf unseren Bundeswehr-Reserveoffizier bezogen könnte das lauten: Nichts, außer dem Glauben an die Demokratie für die Afghanen, ist heiliger als das Ver-

---

1 *Die Reden des Osama bin Laden*. Herausgegeben von Marwan Abou-Taam und Ruth Bigalke. München: Diederichs 2006. Zitate auf den Seiten 60, 64, 76, 77.

treiben des Feindes, der Taliban, die unsere demokratische Freiheit und unser Leben bedrohen.

(Ende der Vorbemerkung)

Das Thema dieser Tagung lautet: Sich fügen heißt lügen? Leben zwischen Gewalt und Widerstand.

Hat Erich Maria Remarque (1898–1970) sich gefügt und gelogen? Hat er zwischen Gewalt und Widerstand gelebt? Wir wollen dieser Frage in drei Schritten nachgehen:

1. Der naive Kriegsankläger als „neutraler" Beobachter (bis zu seinem Exil ab 1933)

2. Der militante Pazifist (Exil und 2. Weltkrieg, Nachkriegszeit bis zu seinem Tode)

3. Was ist die bleibende Botschaft gegen kriegerische Gewalt und notwendiges Widerstehen gegen eine Kultur des Krieges?

Beginnen wir mit einem aktuellen Einstieg zur dritten Frage:

Am Jahrestag der NS-Bücherverbrennung,[2] am 10. Mai, lesen Schüler der Erich-Maria-Remarque-Realschule in Osnabrück seit 2005 Texte Remarques vor, in diesem Jahr zwei Kurzgeschichten aus der Sammlung mit der Titelgeschichte „Der Feind". Die erste, von den Schülern vorgetragene Geschichte „Josephs Frau", ist sechs Seiten lang. Joseph Tiedemann ist im Unterstand verschüttet, traumatisiert, kommt apathisch, unfähig zu arbeiten nach Hause zurück, wird „dick und schwammig", die Frau muss den Hof alleine bewirtschaften. Er geht auf Krücken. Auf Anregung eines anderen Kriegskameraden besuchen beide das Schlachtfeld noch einmal. Joseph Tiedemann tritt auf eine Blindgängermine, die explodiert, und verletzt sich erneut schwer am Bein. Der Schock löst sich, die neue Verwundung heilt ihn, und er überwindet seine Traumata und seine Immobilität. Er wird wieder erfolgreicher Bauer, ein positives Ende.

Die zweite Geschichte, „Annettes Liebe": Gerhard Jäger ist ein Freiwilliger des Ersten Weltkrieges. Er schien „von einem inneren Feuer zu glühen". Er musste in den Krieg, begeisterter Abmarsch, Blumen der Daheimgebliebenen, Zweige von frischem Grün in den Gewehrläufen der Soldaten und Militärmusik zum Abschied. Seine Annette wirft ihrem Gerhard auch Blumen zu und sagt zum Abschied: „Bring mir doch etwas Hübsches aus Paris mit." Dann kommt er in eine Kampfsituation, wo von zweihundert 28 übrigbleiben. Auf Urlaub ist er zuhause doch sehr anders, als er vorher war. Er glüht nicht mehr von innerem Feuer für diesen Krieg, aber er sagt, ich muss weitermachen, und: „Ich muss dich jetzt hei-

---

2 Remarques ersten Romane *Im Westen nichts Neues* (1929) und *Der Weg zurück* (1931) wurden verbrannt mit dem Feuerspruch: „Gegen literarischen Verrat am Soldaten des ersten Weltkriegs, für die Erziehung des Volkes im Geiste der Wehrhaftigkeit!"

raten, Annette." Sie heiraten; vier Wochen später ist er tot. Annette ist 17, erträgt es nicht. Das Ende: „Sie zog sich von allem zurück [...]. Eines Tages war sie nicht mehr. Das Letzte, was sie sah, war das dunkle Kreuz des Fensterrahmens, hinter dem die untergehende Sonne stand."

Ein Schüler, 15 Jahre alt, dieser Remarque-Schule, also 9. Klasse, sagte dann der Presse: „Die Geschichten haben uns sehr bewegt und zeigen die Grausamkeit eines jeden Krieges." Also auch Kriege in Afghanistan, in Palästina, in Tschetschenien oder sonstwo. „Sich fügen, heißt lügen?" Wenn diese Schüler sich jetzt wieder fügen, Bundeswehroffiziere werden und das tun, was der Reserve-Offizier gestern vertreten hat, ja, dann lügen sie eben oder sie fügen sich oder, ideologisch betrachtet, sie können nicht anders. Wollen junge Deutsche sich fügen und weiter über Kriege die Freiheit notfalls auch am Hindukusch oder in Palästina verteidigen und die unvermeidlichen Grausamkeiten wie die Tötung von Zivilisten, genannt „Kollateralschäden", und Kriegsverbrechen hinnehmen, wenn sie Wehrdienst leisten und mitmachen? Müssten sie nicht alle den Dienst verweigern? Sind sie einverstanden, die Schüler, dass von deutschem Boden wieder Krieg ausgeht? Ist für sie der Krieg nach wie vor eine unvermeidliche, notwendige Tat?

Was jeder Krieg bedeutet, hat Remarque in seiner Antikriegsanklage, insbesondere in *Im Westen nichts Neues* mit aller Deutlichkeit für Millionen von Lesern, eben nicht nur in Deutschland, sondern weltweit beschrieben. Auch heute steht *Im Westen nichts Neues* in amerikanischer Übersetzung auf den College-Leselisten in den USA. In einem chinesischen Lexikon finden Sie unter den zwanzig wichtigsten deutschen Autoren des 20. Jahrhunderts Remarque.

I

Schalten wir nun zurück zum ersten Schritt unserer Untersuchung: Remarque als naiver Kriegsankläger.

In seinem Tagebuch[3] notierte Remarque am 25.10.1918, also gut zwei Wochen vor dem Waffenstillstand am 11.11. in Compiègne, im Lazarett in Duisburg:

> Am Samstag, 26, fahre ich fort zum Ersatzbataillon [in Osnabrück war das Ersatzbataillon kaserniert], kurzer Urlaub, dann ins Feld! Gefühle? Teils Freude, teils Gleichgültigkeit und ein bisschen Trauer. Ich freue mich fast auf das Feld.

Gleichgültigkeit? Nun, wer ist lange Soldat und nicht gleichgültig? Das Soldatsein führt zwangsläufig zum Fatalismus, aber das ist kein aktiver Widerstand gegen den Krieg. Das ist kein wehrhafter Pazifismus. Das ist Resignation. Vier Tage zuvor, am 21. Oktober 1918, heißt es im Tagebuch:

---

3 Erich Maria Remarque: *Das unbekannte Werk*. Bd. 5. *Briefe und Tagebücher*. Hrsg. von Thomas F. Schneider und Tilman Westphalen. Köln: Kiepenheuer & Witsch 1998, S. 257–259.

> Der Krieg wird wohl weitergehen oder erst beginnen, auch gut. Man findet sich
> mit allem ab. Mit dem frühen Tod muss man ja schon sowieso rechnen.

Am 13.10., eine gute Woche davor, erwartet er noch Frieden, es gäbe ja entsprechende Nachrichten:

> Es gibt jetzt Frieden! Eine große Freude herrscht darüber gerade nicht! Man hatte
> sich wohl schon an den Krieg gewöhnt, er war eine Todesursache wie alle ande-
> ren Krankheiten auch, etwas schlimmer als Lungentuberkulose.

Wiederum, das klingt nicht nach Widerstand gegen den Krieg.

Zum besseren Verständnis jetzt erst etwas zur frühen Biographie Remarques.

Erich Paul Rémark (so lautet der Eintrag im Geburtsregister) ist in der Stadt Osnabrück 1898 geboren, besucht die Volksschule und die Katholische Präparande
und später das Katholische Lehrerseminar, um Volksschullehrer zu werden. Er
hatte nicht die Möglichkeit, aufgrund seiner sozialen Herkunft, etwa ein Gymnasium zu besuchen oder gar ein Studium zu absolvieren. (Erst 1921 nannte er sich
Erich Maria Remárque als junger, ambitionierter schreibender Künstler.) Am 21.
November 1916 wurde er als 18-Jähriger zur Armee einberufen. Er meldete sich
nicht freiwillig. Nach einer Ausbildung in Osnabrück und in Celle kam er am
12. Juni 1917 an die Westfront. Schon am 21. Juli, das heißt nach etwa sechs
Wochen, wurde er durch Granatsplitter am linken Bein, rechten Arm und durch
einen Halsschuss verwundet. Den Rest des Krieges verbrachte er dann im Feld-
lazarett in Torhout/Belgien und ab 25. August 1917 im St.-Vincenz-Hospital in
Duisburg, eroberte dort bald den Posten in der Schreibstube und gab den Kindern des Lazarett-Kommandanten Klavierunterricht. Er hatte das Talent und die
Fähigkeit, sich der Tochter des Lazarettinspektors angenehm zu machen. Am 31.
Oktober 1918 wurde er nach Osnabrück entlassen und erhielt noch am 15. November 1918 das EK I verliehen durch den Chef des Hospitals Duisburg, was
durch den für zwei Tage im Rathaus der Stadt aktiven Arbeiter- und Soldatenrat
in Osnabrück mit Stempel bestätigt wurde. Um Gerüchten vorzubeugen: Das EK
I trug er zu Recht, die immer wieder zitierte Leutnantsuniform auf dem Bild mit
Schäferhund, den er Noske nannte, stand ihm natürlich nicht zu.

Trotz der eher fatalistischen Aussagen in den Oktober-Einträgen seines Tagebu-
ches ist dieser junge Erich Rémark durch die Kriegserfahrung zum Kriegsgegner
geworden, der allerdings noch nicht sehen kann, worauf das für ihn persönlich
hinausläuft. Erst zehn Jahre später schreibt er *Im Westen nichts Neues, das Anti-
kriegsbuch* des 20. Jahrhunderts. Als das Buch als Fortsetzung in der *Vossischen
Zeitung* (Nov.–Dez. 1928) und dann im Januar 1929 im Ullstein-Verlag publiziert wird, ist es glaubwürdig, wenn er nach dem Wirbel, den die Publikation
verursacht hat, darauf hinweist, dass er, Remarque, nach wie vor ein unpoliti-
scher Mensch sei, der nur über die Generation der Kriegsteilnehmer berichte,
„die vom Kriege zerstört wurde – auch wenn sie seinen Granaten entkam" (Vor-

spruch *Im Westen nichts Neues*). Remarque war zu diesem Zeitpunkt ernsthaft davon überzeugt, was er in den ersten Zeilen dieses Vorspruchs betont: „Dieses Buch soll weder eine Anklage noch ein Bekenntnis sein."

Aber, wie er es seinen Helden Paul Bäumer im Roman sagen lässt, sind Krieg und Kultur unter keinen Umständen zu vereinbaren:

> Wie sinnlos ist alles, was je geschrieben, getan, gedacht wurde, wenn so etwas [die Kriegsgräuel des Ersten Weltkriegs] möglich ist! Es muß alles gelogen und belanglos sein, wenn die Kultur von Jahrtausenden nicht einmal verhindern konnte, dass diese Ströme von Blut vergossen wurden [...].[4]

Im sogenannten Kaisergespräch wird harte Kritik an den kriegstreibenden Kräften, dem Kaiser, den Generälen, der Rüstungswirtschaft geübt und der Nationalismus jeglicher Art sowie das Segnen der Waffen *ad absurdum* geführt. In der Granatrichterszene, in der Paul Bäumer den Franzosen-Kameraden Duval aus Angst ersticht und sein qualvolles Sterben stundenlang erträgt, kommt die Schuldfrage zum Durchbruch. Töten des unschuldigen Gegners (des französischen Typographen Duval) ist für den Autor ein schlimmerer „Mord" als das Töten eines Nachkriegsschiebers in seinem zweiten Roman *Der Weg zurück* (1931) mit dem Armeerevolver durch den Heimkehrer Albert Troßke, dessen Mädchen der Schieber verführt hat.[5]

Im Westen nichts Neues wurde zu einer fürchterlichen Anklage gegen das sinnlose und grausame Gemetzel des Krieges als Ausdruck des Gefühls eines „normalen Menschen". Krieg und Kultur sind für Remarque und seine Leser nicht vereinbar. *Im Westen nichts Neues* ist „Von allen Toten" geschrieben (Walter von Molos Motto auf dem Cover der Paperback-Ausgabe), und der Roman erweist sich als „Simplicissimus des 20. Jahrhunderts", der Grimmelshausens Schilderung der Gräuel des 30jährigen Krieges auf das 20. Jahrhundert überträgt.

Remarque reflektiert 1958 – in der Rückschau auf *Im Westen nichts Neues:*

> Töten ist der Sinn des Krieges, – nicht Überleben. Darum könnten nur die Toten uns die Wahrheit über den Krieg erzählen. Worte der Überlebenden können es niemals vollständig.[6]

Über die Zeit vor und nach der Publikation von *Im Westen nichts Neues* sind leider keinerlei persönliche Zeugnisse erhalten, nur die Interview-Äußerungen, die offenkundig mit dem Ullstein-Verlag abgestimmt waren, um das Image des nai-

---

4 *Im Westen nichts Neues*. Mit Materialien und einem Nachwort von Tilman Westphalen. Köln: Kiepenheuer & Witsch, 1998 (KiWi 470), S. 177.

5 *Der Weg zurück*. Mit einem Nachwort von Tilman Westphalen. Köln: Kiepenheuer & Witsch 1998 (KiWi 491), siehe Nachwort „Umsonst – umsonst", S. 313–334.

6 Erich Maria Remarque. *Ein militanter Pazifist*. Hrsg. von Thomas F. Schneider. Köln: Kiepenheuer & Witsch (KiWi 340), „Das Auge ist ein starker Verführer", S. 106.

ven, jungen Nicht-Schriftstellers zu bewahren, der sein „erlebtes Leben" – „das persönliche Erleben ohne Kunstgriff, ohne Verzerrung und Verzeichnung in eine Sphäre der Allgemeingültigkeit hebt" – ein „wirkliches Denkmal des ‚Unbekannten Soldaten' – von ‚ergreifender Wahrheitstreue'" (*Vossische Zeitung*, 8. November 1929, J. E. *Nichts Neues im Westen* als Einleitung zum Vorabdruck).

Remarque hielt sich zu dieser Zeit öffentlich zurück und bezeichnete sich immer wieder als „unpolitisch". Er war nach der Publikation von *Im Westen nichts Neues* kein aktiver Mitstreiter der Pazifismusbewegung der Zeit. Nach meiner Kenntnis war es damals Albert Einstein, der zum ersten Mal die Formulierung „militanter Pazifismus" prägte. Damit meinte er, sich in jeder möglichen Form gegen die Kriegsführung unter den Nationen einzumischen. Dies steht in der Tradition Bertha von Suttners und der von ihr und anderen angestoßenen Friedensbewegung in den letzten Jahrzehnten des 19. Jahrhunderts und im 20. Jahrhundert bis zum Ausbruch des Ersten Weltkriegs, die dann in der Weimarer Zeit wieder Fuß zu fassen suchte.

Am 26. Januar 1931, nach dem Verbot des Films *Im Westen nichts Neues* wegen „Gefährdung deutschen Ansehens", führte die Deutsche Liga für Menschenrechte eine Kundgebung in Berlin durch mit dem Titel „Remarque und die Wirklichkeit". Es ging um den Protest gegen das Filmverbot und die Kapitulation der Weimarer Republik vor dem Goebbelschen Straßenterror (weiße Mäuse und Stinkbomben im Kino bei der Uraufführung).

Mündliche Beiträge lieferten unter anderem Heinrich Mann und Carl Zuckmayer, schriftliche Stellungnahmen von Ludwig Renn, Arnold Zweig, Kurt Tucholsky, Albert Einstein und anderen wurden verlesen. Erich Maria Remarque, der bislang zum Streit um sein Buch und den Film eisern geschwiegen hatte, steuerte erstmalig auch eine schriftliche Erklärung bei.

In dem Bericht im *Berliner Tageblatt* vom 3. Februar 1931 wird Remarque wie folgt zitiert:

> Ich habe lange nach Erklärungen dafür gesucht, wie es möglich ist, dass Menschen, die den Krieg mitgemacht haben, schon heute, zwölf Jahre später, so völlig verschiedener Ansicht über die Wirklichkeit des Krieges sein können. Zweifellos bekommen selbst die furchtbarsten Erlebnisse durch die Tatsache, sie überwunden zu haben, noch etwas vom Glanz eines heroischen Abenteuers.

Mit einem Zitat aus dem soeben erschienenen neuen Buch Remarques, *Der Weg zurück* (1930), endet die Erklärung: „Das Vermächtnis der Toten heißt nicht: Rache –, es heißt: Nie wieder!"

Aus einem nicht veröffentlichten Text im Nachlass, *Haben meine Bücher eine Tendenz?* (1931/32)[7], ist zu ergänzen, was er selber über die Absicht seines Bu-

---

7 Siehe: *Ein militanter Pazifist,* S. 62–65.

ches Im *Westen nichts Neues* sagt. Er wollte nicht mehr und nicht weniger, als dass seine

> [...] spontanen Erinnerungen an den großen Krieg lediglich wiedergeben, was ich sah und erlitt, genau wie Millionen meiner Kameraden während fünf Jahren Totschlägerei [...]

Er fährt fort:

> Krieg ist zu allen Zeiten ein brutales Werkzeug der Ruhmgier und der Machtlust gewesen, immer im Widerspruch mit den Grundprinzipien der Gerechtigkeit, die allen moralisch gesunden Menschen innewohnen. Nicht einmal eine ernsthafte Beleidigung der Gerechtigkeit kann dem Krieg Rechtmäßigkeit verleihen.

Diese Position Remarques war zu diesem Zeitpunkt in der Öffentlichkeit nicht bekannt, und die Kritik war groß, dass er sich nicht einreihte in die direkte politische Arbeit der Pazifisten. So fordert Carl von Ossietzky:

> Es war verhängnisvoll, daß er [Remarque] vor den Kämpfen kniff, die eine ebenso unausweichliche Konsequenz seines Erfolges waren. Den Angriffen auf den Roman, auf den Film, der danach gedreht wurde, setzte er ein beharrliches Schweigen entgegen. Während alles Stellung nahm, zog er sich selbst in eine bequeme Neutralität zurück, Freunden und Widersachern die Streitfrage überlassend, wie denn der Roman nun eigentlich gemeint sei. Die Haltung, die einem ruheliebenden Ästheten neidlos gegönnt sein mag, wird einem Schriftsteller nicht leicht durchgehen, der an das erregendste Thema unserer Tage gerührt hat, der künstlerisch gestaltend an das gerührt hat, was Deutschland bis heute in zwei Teile spaltet: – an den Krieg.[8]

Ossietzkys große Enttäuschung ist es, dass der Autor dieses Buches, das eine „gewaltige Waffe [...] hätte werden können, mit einem Manne dahinter" nunmehr seine Wirkung in der aktuellen Diskussion nicht erreicht habe. Abschließend sagt er:

> Aber dieser Mann war nicht da, sondern nur ein Glückskind, das einen Zufallstreffer gemacht und sich darauf hin sofort ins Privatleben zurückgezogen hat.

Diese harte Kritik ist aus der Zeit heraus verständlich, verkennt aber in grandioser Weise die tatsächliche fortdauernde Wirkung von *Im Westen nichts Neues* bis in die heutige Zeit mit Bezug auf heutige Kriege, wie wir zum Beispiel aus Zeugnissen von Kriegsteilnehmern wissen, die *Im Westen nichts Neues* so gelesen haben, wie Kriegsteilnehmer des Ersten Weltkriegs. So hat der Träger des Erich Maria Remarque-Friedenspreises der Stadt Osnabrück von 1995, der israe-

---

8 In: *Die Weltbühne*, Berlin, 12.4.1932. (Siehe S. 250–251 in „Materialien" zu *Im Westen nichts Neues*, KiWi 470).

lische Friedensaktivist Uri Avnery[9], 1948 im Staatsgründungskrieg gegen die arabische Umwelt mitgekämpft und auch *Im Westen nichts Neues* gelesen. Darüber hat er bei seiner Dankesrede nach dem Empfang des Preises ausführlich gesprochen. Auch er betont, wie viele andere, dass gerade dieses Buch ihn in seiner heutigen pazifistischen Haltung bestärkt habe, die da sagt, Krieg ist kein politisches Lösungsmittel, allerdings ist eine militante Abwehr, wenn sie dann tatsächlich zum Überleben notwendig ist, durchaus geboten.

II

Wir kommen zum zweiten Schritt unserer Untersuchung.

Im Zeitraum von Remarques Tagebucheinträgen zwischen 1935 und 1955 gibt es ziemlich regelmäßig Einträge über die Situation in Nazideutschland und auch über Kriegsereignisse ab 1939 sowie seine Sicht des Kriegsendes und der neu beginnenden Zeit des Kalten Krieges mit dem drohenden atomaren Holocaust. (Vergleiche Vorspruch in: *Der schwarze Obelisk. Geschichte einer verspäteten Jugend,* 1956) So heißt es schon in einem Eintrag vom 3. März 1942 in Beverly Hills:

> Der riesige, orangefarbene, volle Mond, einsamer Lampion Gottes, über der roten Lichtreklame, steigend, steigend über dem künstlichen Lichterband der Stadt, steigend, der uralte Zeuge Roms, Babylons und Bethlehems, über Java und *Smolensk* und dem eisigen Ozean mit den tödlichen, schwarzen Fischen der U-boote, steigend über dem namenlosen, *ewigen Irrsinn der Menschen, dem Kultur nur Nutzanwendung für noch vielfältigeren, noch grausameren Tod bedeutet.* Unsere stärkste, klarste Entwicklung ist die der *Waffen.* Das andere sind Beiprodukte. Nutzbar gemacht irgendwie immer dafür. Forscher, Wissenschaftler, geistigste Köpfe, – irgendwann vom Lasso der Gewalt gefangen, bestohlen, dienstbar gemacht.[10] [Hervorhebung Verf.]

Remarque in den USA (seit 1939 – nach seiner Ausbürgerung 1938 –) lebte im Exil mit ausreichenden Geldmitteln, in der Beziehung zu Frauen aktiv – Marlene Dietrich war für ihn die wichtigste, aber auch die quälendste – zunächst in Hollywood, dann in New York sicherlich nicht zwischen „Gewalt und Widerstand", aber immer bemüht, in seinen Romanen die „Wahrheit" über die Menschen in Not und Bedrängnis darzustellen. Durch den Krieg gegen Nazi-Deutschland, den er für notwendig und unvermeidbar hielt, änderte er seine pazifistisch-neutrale Beobachterrolle. Er nahm eine neue Position ein, die des *militanten Pazifismus,* in klarem Widerstand gegen den Nazistaat und seine Kriegsvorbereitungen und Kriegsführung, die zwangsläufig zur Abwehr durch Krieg der „Demokraten" führen müsse, die von dem Nazismus überrollt zu werden drohten. Hiergegen war eine organisierte Notwehr unvermeidlich – und er verfolgt in seinen Tage-

---

9 In: *Erich Maria Remarque-Friedenspreis der Stadt Osnabrück 1995.* Stadtbibliothek Osnabrück 1996, S. 28 f.
10 *Briefe und Tagebücher* (Anm. 2), S. 361 f.

büchern seit 1938 die Kriegsvorbereitungen und die Kriegsereignisse vom Siegeszug Hitlers in Europa bis zu seiner vernichtenden Niederlage 1945 mit ständigen Kommentaren und großer Erwartungshaltung auf den endlich zu erringenden Sieg über die Faschisten. In diesem Zeitrahmen wurde ihm ab 1942 eine Mitwirkung in der US-Armee in einer Propagandakompanie angeboten, um dort mit Schrift und Rede gegen das Nazireich anzutreten und für die Befreiung hiervon tätig zu werden. Das lehnte er ab, weil, wie er im Tagebuch schreibt, er sich nicht in den militärischen „Unterordnungszwang" begeben wollte. Aber im September 1944 war er dann bereit, im Zusammenwirken mit dem OSS (Office of Strategic Services, später CIA) eine Denkschrift anzufertigen, die die notwendige Politik gegenüber Deutschland und in Deutschland nach 1945 aus seiner Sicht beschreibt. Sie sieht eine langjährige Oberhoheit der Alliierten über den deutschen Staat vor und nötigt die Deutschen selbst zur Aufarbeitung ihrer verbrecherischen Geschichte. Hierbei ist es Aufgabe der Künstler, vor allem der Schriftsteller, die Vergangenheit in ihren Werken darzustellen, damit ein entsprechender Lerneffekt in den Köpfen der Deutschen erzielt werden sollte, im Bewusstsein und Handeln der Deutschen, die überwiegend, aber keineswegs alle, Nazis waren oder mit ihnen sympathisierten.

Gemäß seinem Programm in der Denkschrift *Practical Educational Work in Germany after the War*[11] hat Remarque dann seine Arbeiten gestaltet, zunächst mit seinem ersten Nachkriegsroman *Der Funke Leben* (1952) in Erinnerung an seine durch Freislers Volksgerichtshof wegen „Wehrkraftzersetzung" hingerichtete Schwester Elfriede Scholz. Er schildert die deutschen KZ-Gräuel, aber auch den Widerstand im KZ gegen diese Nazi-Pest, wobei er den Bombenkrieg gegen die Stadt Mellern (als Stadtbild ähnlich wie Osnabrück) für die Häftlinge als unbedingt notwendige Befreiungsaktion sieht, aber die davon betroffenen Leiden der Zivilbevölkerung in gleicher Weise gewichtet. Es besteht für Remarque aber kein Zweifel, dass die deutsche Niederlage auch mit solchen Mitteln herbeigeführt werden muss. Dies setzt sich fort in seinem Russlandkriegsroman *Zeit zu leben und Zeit zu sterben* (1954), aus dem das Zitat stammt: „Wann wird zum Mord, was man sonst Heldentum nennt?" Er bezeichnet den deutschen Angriffskrieg gegen die Sowjetunion als ein Verbrechen, an dem der Protagonist Ernst Graeber gezwungenermaßen teilnimmt, hin und her gerissen zwischen „Angst und Pflichtgefühl" (wie Helmut Schmidt über seine Soldatenzeit es gesagt hat) bzw. zwischen seinem Gewissen und der Angst vor den Folgen für die Angehörigen in der Nazi-Diktatur. Ernst Graeber stirbt zum Schluss des Romans relativ friedlich, weil er keinen Ausweg aus dieser unerträglichen Situation sieht.[12]

Der nächste Roman, *Der schwarze Obelisk* (1956), zeigt am Beispiel seiner Heimatstadt Osnabrück (die er Werdenbrück nennt) den Weg auf, den Nationa-

---

11 Siehe: *Ein militanter Pazifist*, S. 366–383.
12 *Zeit zu leben und Zeit zu sterben*. Mit einem Nachwort von Tilman Westphalen. Köln: Kiepenheuer & Witsch 1998 (KiWi 489), Zitat S. 188 (vgl. Nachwort, S. 401–420).

listen und Frühfaschisten – zusammen mit den „gleichgültigen Kleinbürgern" – in die mehrheitlich gewollte Nazidiktatur gehen.

Neben diesen Romanen als Chronist deutscher Geschichte schreibt Remarque 1952/53 ein bisher nicht veröffentlichtes und (außer in dem Osnabrücker Amateurtheater *die probebühne*) nicht aufgeführtes Theaterstück *Die Heimkehr des Enoch J. Jones*[13] über die von ihm imperialistisch genannte US-Kriegsführung im Korea-Krieg. In dem Stück geht es letztendlich darum, ob „Staatsangehörige" verpflichtet sind, sich der Kriegsführung ihrer Nation zu unterwerfen, selbst wenn es offensichtlich ein „ungerechter" Krieg ist, bei dem die Ziele der Nation sich als Lug, Betrug und Täuschung durch die angebliche „Verteidigung der Freiheit" herausstellt. Wahrscheinlich hätte Remarque keine Bühne und keinen Verlag für dieses Stück in den 50er Jahren, den Jahren des Kalten Kriegs und des McCarthyismus in den USA, oder in Deutschlands Adenauer-Restauration mit der neuen und engen US-Freundschaft finden können. Aber wir wissen nicht, ob er es überhaupt versucht hat.

Sein Plädoyer geht dahin, dass die Menschen sich nicht mehr instrumentalisieren lassen, sondern, wie er es sagt, „wirkliche Menschen und keine Staatsangehörigen" mehr sein sollen und dass jeder Einzelne für sich selbst entscheidet, die Mitwirkung im Krieg (als Mittel der Politik) zu verweigern.

Zum Komplex der Aufarbeitung deutscher Geschichte gehören das Drehbuch für den Hitlerfilm *Der letzte Akt* und das folgende Theaterstück *Berlin 1945 – Die letzte Station*[14]. Remarque entwickelt in beiden Texten ausdrücklich die Position, dass Menschen zum Widerstand nicht nur berechtigt sondern genötigt sind, weil die Verteidigung des eigenen Lebens in jedem Fall höher einzuschätzen ist als etwa die Anforderung einer Nation. Der Krieg der Alliierten, die Eroberung Berlins durch die Russen sieht er als unabdingbare „Befreiung" an, da die Deutschen nicht in der Lage waren, sich selbst von der Nazidiktatur zu befreien, wie er an mehreren Stellen seiner Romane und sonstigen Schriften ausführt.

In dem Theaterstück zeigt er am Beispiel der russischen Soldaten, die Berlin erobern, dass die Uniform Soldaten zu Tötungsmaschinen macht, die im Privatleben völlig friedfertig sind und keinerlei Grund oder Anlass zu einem Konflikt mit den Nachbarn sehen, solange sie nicht in den Krieg befohlen werden.

Remarque begrenzt also die Möglichkeit des Kriegführens strikt und entschieden auf die einzig mögliche Rechtfertigung der Notwehr, wie er dies auch häufig bei Protagonisten seiner Romane tut, die durchaus die Tötung von Naziverbrechern als gerechtfertigte Überlebensnotwendigkeit ansehen, wie z.B. Ravic in *Arc de Triomphe* oder der SS-Bruder von Helen in *Die Nacht von Lissabon*.

---

13 Typoskript im Nachlass (1952–53), Kopie im Remarque-Archiv Osnabrück.
14 Beide Texte in: *Das unbekannte Werk*. Bd. 3 (siehe Anm. 2).

Aus solchen Überlegungen, wie sie in den genannten Texten Remarques dargestellt sind, folgt die zwingende Konsequenz eines, wie Remarque es nennt, *militanten Pazifismus*. Erstmalig im Jahre 1962, das heißt acht Jahre nach der Publikation seines Russlandkriegsromans, lässt sich dann bei Remarque der in sich
widersprüchlich erscheinende Begriff des *militanten Pazifisten* nachweisen, von
ihm auf sich selbst bezogen. In einem Gespräch mit Heinz Liepman, Erstab-
druck in der *Zürcher Woche* am 30. November 1962, Nachdruck unter dem Titel
Erich Maria Remarque: So denk ich über Deutschland, in *Die Welt*, 1. Dezember 1962, formuliert Remarque auf die Frage nach seiner politischen Einstellung
mit Bezug auf seine Gegnerschaft zum Nationalsozialismus und seine Verban-
nung aus Deutschland:

> Im Jahr 1931 mußte ich Deutschland verlassen, weil mein Leben bedroht war. Ich
> war weder Jude noch war ich politisch links eingestellt. *Ich war dasselbe, was ich
> noch heute bin: ein militanter Pazifist.*[15] [Hervorhebung Verf.]

Der Begriff wird im Verlauf des Gesprächs mit Heinz Liepman nicht weiter
thematisiert und folglich auch nicht konkretisiert, was er wohl auch nicht als
seine Aufgabe ansieht. Er sagt:

> Ich bin kein politischer Mensch. Ich will meine Leser weder überzeugen noch
> überreden oder erziehen. Ich beschreibe, was mich bewegt, und weil ich mich als
> normalen Menschen betrachte, weiß ich, daß auch andere durch das bewegt wer-
> den, was mich bewegt.

Er hofft – und hält es wohl für möglich im Zuge einer humanen Fortentwicklung
der kulturellen „Evolution", d.h. einer Anti-Kriegs-Kultur – durch seine Bücher,
d.h. seine Leser, eine Veränderung der Einstellung in Hirn und Emotion herbei-
zuführen, die nicht länger den Krieg für unvermeidlich, als der Natur des Menschen gemäß, ansieht.

Insoweit fügt Remarque sich nicht dem herrschenden Muster, dass der Mensch
des Menschen Wolf sei, und er schreit seine humane „Wahrheit" heraus, die
immer die angebliche Unvermeidbarkeit des Krieges als „Lüge" der Bellizisten
brandmarkt. Das schließt aber „Notwehr" als „militanten Pazifismus" nicht aus.

III

Kommen wir nun zum dritten Schritt unserer Erörterungen über eine mögliche
„Friedenskultur" – Remarques bleibende Antikriegsbotschaft für die Zukunft.

Ist der Pazifismus als solcher nur eine blauäugige, naive Illusion? Ist gewaltfrei-
er Pazifismus (Quäkerpazifismus) möglich? Gegenwärtig wohl kaum.

Und was ist militanter Pazifismus? Der Widerstand jedes Einzelnen gegen jegliche Form der Kriegsführung als politisches Mittel, aber die Bereitschaft zur in-

---

15 In: *Ein militanter Pazifist*, S. 110–117. Zitate S. 112, 114.

dividuellen und kollektiven Selbstverteidigung, wie Remarque es im persönlichen Widerstand gegen NS-Folterer und -Verbrecher in seinen Exilromanen beschreibt: Steiner in *Liebe deinen Nächsten,* Ravic in *Arc de Triomphe,* Schwarz in *Die Nacht von Lissabon,* Ross in *Schatten im Paradies?*

Das Motiv seiner Helden ist Rache und Eliminierung von Menschen, die Töten und Foltern als Mittel der Politik für notwendig und akzeptabel halten. Ein militanter Pazifismus muss sich wehren und die Menschenrechte zur Grundlage seines Handelns machen. Im Zentrum steht das Recht auf Leben und die Menschenwürde (Art. 1 Grundgesetz).

In der von der Generalversammlung der Vereinten Nationen am 10. Dezember 1948 verkündeten *Allgemeinen Erklärung der Menschenrechte* heißt es in Artikel 3: „Jeder Mensch hat das Recht auf Leben, Freiheit und Sicherheit der Person." Dies gilt in Friedenszeiten, aber nicht in Kriegszeiten. Immer noch gibt es die Rechtfertigung des Krieges als notwendiges Mittel der Politik und tagtägliche Realität.

Es gilt die herkömmliche Vorstellung des tapferen Soldaten, der für sein Vaterland und eine gute Sache stirbt, abzulösen durch die Vorstellung von Kriegsprävention insbesondere durch ökonomische Mittel und konfliktschlichtende Eingriffe durch UNO-Polizisten/Soldaten, gegebenenfalls eine Friedenssicherungs-Einheit des UNO-Generalsekretärs, auch mit polizeiartiger Gewaltanwendung.

Remarques Botschaft ist aktueller denn je! „Der Krieg des Heldentums ist vorbei." In einer Rezension von 1931 heißt es: „Remarque nimmt den ‚braven Frontsoldaten' ihr Heiliges, [...] Ehre, Heldentum, Vaterland."

Zwar werden noch Soldatentote aus Afghanistan oder dem Irak in den USA, aber auch in Deutschland, mit pompvollen Ehrenbegräbnissen, als „Helden" von einem Teil der Bevölkerung der die Soldaten entsendenden Nationen gesehen. Aber die Mehrzahl der Menschen begreift, dass es längst kein Heldentum mehr ist, gegen Dschihadisten und Taliban zu kämpfen und sein Leben zu opfern. Es ist bestenfalls eine notwendige „Polizeiaktion". Für die meisten Deutschen wird eben die Freiheit Deutschlands nicht am Hindukusch verteidigt, obwohl eine Parlamentsmehrheit immer noch bereit ist, dorthin Truppen zu schicken, um Zivilisten und Soldaten zu töten und töten zu lassen.

Worum geht es? Da der Krieg des Heldentums vorbei ist, geht es um den Krieg der militärischen Aktionen und der Militärtechnologie mit überlegener Feuerkraft gegen sogenannte „Aufständische", „Terroristen", also Verbrecher, die man nicht als Soldaten anzuerkennen bereit ist (siehe Guantánamo). Asymmetrische Kriegsführung.

Auf der Gegenseite ist das Heldentum ausgeprägter denn je: Jeder Dschihadist, der als Märtyrer in Allahs Paradies eingeht (wie er persönlich unerschütterlich glaubt), ist ein klassischer Held, wie das Abendland ihn in vielfacher Ausprä-

gung als Vorbild kennt, schon seit der *Ilias* Homers, mit abscheulichen Kriegs-
gräueln.

Die Märtyrer-Dschihadisten dienen öffentlich als Heldenbilder auf Plakatan-
schlägen und hängen an den Wänden der Heime im durch die Israelis besetzten
Palästina wie im Irak, Jordanien, Iran, Afghanistan, Pakistan oder sonstwo –
zum Stolz der opferbereiten Mütter und Väter, der Märtyrer-Familien und -Sip-
pen.

Töten ist der Sinn des Heiligen Krieges der Dschihadisten gegen die Ungläubi-
gen, Töten im Auftrag Allahs, also einer höheren, nicht hinterfragbaren Macht,
die eine entsprechende Belohnung im Paradies garantiert.

Da dies in der westlichen Welt, insbesondere in Europa, durch die Veränderung
der Glaubensgewissheit für allzu viele Menschen im Rahmen des Christentums
nicht mehr so einfach ist, können etwa amerikanische, britische oder deutsche
Soldaten in den Aufmarschgebieten gegen den „Terror" nicht mehr so leicht den
Heldentod sterben, wie dies zur Zeit der Kreuzzüge möglich war, wo Papst Ur-
ban II. den „Märtyrern" den direkten Eintritt in den Himmel garantierte.

Dies ist meines Erachtens ein „Fortschritt" in der westlichen Welt. „Gott mit
uns" auf dem Koppelschloss der deutschen Soldaten, im Ersten und auch in Hitlers Zweitem Weltkrieg, ist heute wohl kaum noch möglich, obwohl eine entsprechende „Gesittung" noch häufig auf Kriegerdenkmälern und sogar auf Kir-
chentüren zu finden ist.

Die absolute Waffenüberlegenheit mit höchster Technologie und höchsten Mili-
tärausgaben aller Zeiten auf der ganzen Welt bringt es mit sich, dass der Einzel-
kampf des westlichen Soldaten nur noch ein geringer Begleitanteil des „Materi-
alkrieges" – überwiegend aus der Luft – sein kann.

Beispielsweise sind die (ca. 100) Toten der alliierten Kräfte im Golfkrieg von
1990 fast ausschließlich durch *friendly fire* zustande gekommen. Auch wurde
zum Beispiel der Kosovokrieg *nur* aus der Luft geführt. Das heißt, auf der Seite
der westlichen Alliierten, bedauerlicherweise einschließlich der deutschen Luft-
waffe, gab es die erstaunliche Zahl von *Null* im Kampf gefallener Soldaten. Die
Gegenseite zahlte mit hohem Blutzoll, allerdings nicht nur der serbischen Soldaten, sondern mehrheitlich der Zivilbevölkerung des Kosovos.

Der Krieg der Dschihadisten oder „Terroristen" gegen die westlichen Okkupati-
onsmächte, wie die „Islamisten" es sehen, geht nicht mehr davon aus, dass die
gegnerischen hochgerüsteten Armeen besiegt werden können. Es geht um einen
„Krieg der anderen Art" gegen die ihre Streitkräfte entsendenden Staaten der
westlichen Allianzen und insbesondere gegen die den Krieg hinnehmenden oder
gar befürwortenden Zivilisten und Wähler in den westlichen Demokratien. Also
mitten ins Herz der Zivilgesellschaft zielen die Attentate und Terroranschläge,

um die Einstellung in den Köpfen der Betroffenen im Hinblick auf die Kriegführung ihrer Länder zu hinterfragen.

Dies gilt in vergleichbarer Weise für *Nine Eleven* (Angriff auf das World Trade Center) wie für Attentate in israelischen Cafés in Haifa oder sonstwo in der westlichen, inzwischen auch der asiatischen Welt. Die Zahl der so getöteten westlichen Zivilisten ist erheblich geringer als die Zahl der bei westlichem Waffeneinsatz in den zu Kriegsgebieten erklärten Zonen der Welt getöteten Zivilisten als „Kollateraltote".

Nichts rechtfertigt den Krieg der Dschihadisten gegen westliche Zivilisten, wenn man deren Kriegsziele für nicht akzeptabel, ja irrsinnig hält. Aber rechtfertigt der westliche Krieg gegen Terror eines George Bush und seiner Verbündeten den hunderttausendfachen Tod von Zivilisten im Irak, in Afghanistan und sonstwo? Wann wird das „normal" gewordene „Kollateraltöten" von Zivilisten zum Mord?

Remarques Reflexion über die Frage „Wann wird zum Mord, was man sonst Heldentum nennt?" ist aktueller denn je. Obgleich *Heldentum* im Sinne der westlichen Armeen kaum noch möglich ist – außer vielleicht im Einsatz von Spezialkräften in Tora Bora auf der Jagd nach Osama bin Laden, etwas für harte Männer wie die Marines – huldigt der Westen immer noch dem ehrenden, heldenhaften Totenkult für die gefallenen Soldaten. Auf der Seite der Dschihadisten gibt es diese Zweifel nicht. Die Märtyrer sind Helden ohne Wenn und Aber.

Beide Positionen, die militärische Überlegenheit und Kriegführung mit enormem Waffen- und Materialaufwand im „Krieg gegen den Terror" sowie die vergleichbar weniger Kosten verursachende Fanatismen des Dschihad-Krieges mit Terrorattentaten gegen Zivilisten, sind vor allem *Mordanschläge* auf Zivilisten, heißen sie nun „Kollateralschäden" einerseits oder „Terrortote" andererseits.

Hier gilt auch heute noch, was Remarque 1954 in seiner Analyse des deutschen Raubmordkrieges gegen die Sowjetunion in seinem Buch *Zeit zu leben und Zeit zu sterben* in einem längeren Dialog zwischen dem zweifelnden Soldaten Ernst Graeber und seinem früheren, von den Nazis aus dem Amt gejagten Lehrer Pohlmann ausspricht, nachdem Graeber nach der „Wahrheit" über diesen Krieg und seine Rolle darin fragt:

> Ich möchte wissen, wieweit ich an den Verbrechen der letzten zehn Jahre beteiligt war. [...] Und ich möchte wissen, was ich tun soll.[16]

Das fragen sich inzwischen nicht nur traumatisierte, enttäuschte, verzweifelte GIs und auch Bundeswehrsoldaten. Die Fülle der kriegsverurteilenden Bücher von Ex-Soldaten ist fast unüberschaubar geworden, aber keines dieser Bücher hat bisher Remarques Anklage gegen die „Ströme von Blut" in der „Kultur von

---

16 *Zeit zu leben und Zeit zu sterben*, S. 186.

Jahrtausenden" in ihrer Wirkung auf eine weltweite Leserschaft übertreffen können.

Zum Abschluss dieser Erörterung sollten wir Helmut Schmidts altersweise Position gegen angeblich menschenrechtsrettende Kriegsinterventionen sehr ernst nehmen. Er wurde nach seiner Rede zum 20. Juli 2008 in den Medien mit den Worten zitiert: „Bellizisten nicht gebannt". Er sähe durchaus die Gefahr eines deutschen Rückfalls in eine kriegerische Politik, die nicht dauerhaft gebannt sei. „Zwar glauben viele, unser heutiger Friede sei doch selbstverständlich", so Helmut Schmidt beim Bundeswehrgelöbnis vor dem Reichstag. „Aber seit Jahrhunderten haben wir Deutschen uns keineswegs als eine sonderlich friedfertige Nation erwiesen."

In einem Interview bei Frau Maischberger (WDR, 01.08.08) spricht Helmut Schmidt ausdrücklich von der „großen Scheiße des Krieges", drastisch, realistisch, wie Erich Maria Remarque, den er in diesem Interview lobte mit den Worten, *der* habe alles schon gesagt, als Schriftsteller, aber er sei natürlich kein Politiker gewesen. Heute hätten wir eine politische Führung, die nicht mehr wisse und persönlich am eigenen Leib erfahren habe, was Krieg sei! Und er merkt kritisch an: „Alle Interventionen haben dem Frieden viel weniger genutzt, als die dafür Verantwortlichen geglaubt haben." Gemeint sind u.a. „humanitäre Interventionen" oder das Konzept „Befreiung zur Demokratie" durch Kriegführen!

Helmut Schmidt ist, zumindest in seinem Buch *Außer Dienst. Eine Bilanz*[17] ein absoluter Verfechter des Völkerrechts, seit 1945 kodifiziert in der Charta der Vereinten Nationen, die jede gewaltsame Einmischung von außen in die Angelegenheiten eines Staates verbietet, wobei allein der UN-Sicherheitsrat eine Ausnahme von dieser *Grundregel* beschließen kann. Es sei zwingend notwendig, eine „ganze Reihe einflussreicher Regierungschefs, ihre Außenminister und deren Vertreter im Sicherheitsrat" an diese Grundregel zu erinnern. Schmidt bezieht sich hierbei besonders auf die militärische Intervention im Irak 2003 (noch dazu lügenhaft begründet), die eindeutig ein Verstoß gegen das Prinzip der Nichteinmischung und ein eklatanter Verstoß gegen die Satzung der UN sei wie auch die deutsche Beteiligung am Jugoslawien/Kosovo-Krieg. Er sagt:

> Die Bomben auf Belgrad haben gezeigt, wie schnell aus einer so genannten humanitären Intervention eine brachiale Verfolgung eigener machtpolitischer Interessen wird – das kommt dabei heraus, wenn man anfängt, sich einzumischen.

Ich glaube nicht, dass man Helmut Schmidt einen „blauäugigen Pazifisten" nennen kann, was man dem „Gutmenschen" Remarque ja immer wieder vorgeworfen hat. Dieser schrieb schon 1918 in sein Tagebuch (24.08.1918):

---

17 München: Siedler 2008, S. 323–330. „*Der Frieden verlangt den Kompromiß*", Zitate S. 325–326.

Ist dieser Krieg nicht eine tolle Verkehrung der Natur? Eine Minderheit diktiert, befiehlt der großen Mehrheit: Jetzt ist Krieg! Ihr habt auf alle Pläne zu verzichten, sollt roheste und brutalste Tiere werden, sollt zum fünften Teil sterben? Sollte man glauben, dass das vorkommt?

Remarque hat sich in seinen Büchern nicht „gefügt" und nicht „gelogen". Der direkten „Gewalt" konnte er durch sein Exil entgehen, sein „Widerstand" ist seine bleibende Anti-Kriegs-Botschaft an uns.

Ian King

„Gegen Gewalt den Geist!"?

Kurt Tucholsky und die Gewaltfrage

Humorist, Feuilletonist, Autor von Kurzgeschichten, Kabarettchansons und Schlagern, Theater- und Literaturkritiker. Lieblingsschriftsteller von Altbundeskanzler Helmut Kohl. Das ist Kurt Tucholsky. Besser: das ist *ein* Kurt Tucholsky. Unerschrockener Streiter gegen Militarismus, ein Kriegsgegner, dessen berühmtester Satz, „Soldaten sind Mörder"[1] noch heute für Furore sorgt: das ist der zweite Tucholsky.

Ein „Satiriker [als] gekränkter Idealist"[2], der 25 Jahre lang gegen das Schlechte in seinem Heimatland anrannte, obwohl er bereits im Dezember 1919 eingesehen hatte, dass er und seine Freunde „fast ganz allein" standen und ihm der Kampf „aussichtslos" schien.[3] Schließlich ein von den Nazis verbrannter Autor, der verarmt und krank im schwedischen Exil verzweifelte. Nein, kein dritter und vierter Tucholsky, denn alle vier Herren hatten das gleiche Herz und Hirn. Kein Wunder, dass eine solche facettenreiche Persönlichkeit eine ganze Reihe von Pseudonymen brauchte. Und ein letztes Paradox: ein im Leben Gescheiterter, der nach dem Tode weitaus mehr Leser hat als zu Lebzeiten.

Fangen wir mit der Ouvertüre an: Tucholsky als Widerstandskämpfer. Es geht weiter mit kontrastierenden Stellungnahmen zum Zentralthema Gewalt. Zuletzt versuche ich, etwaige Widersprüche durch Hinweise auf Tucholskys politische Entwicklung im Laufe der Weimarer Republik aufzuklären. Dabei werde ich notgedrungen vereinfachen. Wenn man nur einen relativ kurzen Vortrag halten darf, gehört das dazu. Ich beginne mit einem Zitat des Widerständlers Tucholsky:

> Nichts ist schwerer und nichts erfordert mehr Charakter, als sich in offenem Gegensatz zu seiner Zeit zu befinden und laut zu sagen: „Nein!"[4]

Damit beschreibt Tucholsky auch sich selbst. Nein gegen Generäle und Kriegstreiber, gegen Konservative, die dem verflossenen Kaiserreich nachtrauerten; gegen Richter und Ministerialbeamte, die die Republik von innen sabotierten. Gegen die Nazis: für einen Linken jüdischer Herkunft versteht sich das von

---

1 Alle Tucholsky-Zitate aus den betreffenden Bänden der neuen Gesamtausgabe, *Kurt Tucholsky, Texte und Briefe* (GA), Reinbek 1996–2010. Hier „Der bewachte Kriegsschauplatz", *Die Weltbühne* (WB) 4. August 1931, GA 14, S. 348.

2 „Was darf die Satire?", *Berliner Tageblatt* 27. Januar 1919, GA 3, S. 30.

3 „Prozess Marloh", WB 18. Dezember 1919, ebd., S. 461–66.

4 „Die Verteidigung des Vaterlandes", WB 6. Oktober 1921, GA 5, S. 133.

selbst. Aber – seltsamerweise? – auch gegen Sozialdemokraten, die zu den wenigen Verteidigern der Republik gehörten.

Nein-Sagen kann eine einwandfreie Haltung sein. Ich denke an integre Politiker wie etwa Martin Luther King, Willy Brandt oder Nelson Mandela, die sich gegen Ungerechtigkeit auflehnten. Nein-Sagen beschreibt aber auch die Haltung eines von Tucholskys Zeitgenossen, der Autor des Romans *Michael, ein deutsches Schicksal,* Dr. Joseph Goebbels. Die kontrastierenden Beispiele sollen klarstellen: Beim Widerstand kommt es darauf an, *wofür* man steht, was man gegen die Missstände des Heute tauschen möchte. Kurz: aufs Positive.

Wofür leistete Tucholsky jahrelang Widerstand gegen seine Zeit? Zwei Stellen in seinem Werk, die eine am Anfang seines publizistischen Kampfes im März 1919, die andere 1929, gegen Ende seiner Karriere, sollen die Frage beantworten. In dem programmatischen Aufsatz „Wir Negativen" setzt er sich einige Monate nach Kriegsende mit dem Vorwurf auseinander, er und seine Kollegen von der Wochenschrift *Die Weltbühne* seien nur „Negative", bekämpften „Hass mit Hass, Gewalt mit Gewalt, Faust mit Faust".[5] Zuerst benennt Tucholsky die Missstände, die er in Deutschland sieht: die nur halbherzige Novemberrevolution, den antidemokratischen Bürger, die ideenlosen Realpolitiker. Aber dann mischt sich ein positiver Aspekt ein:

> Wir wollen kämpfen mit Hass aus Liebe. Mit Hass gegen jeden Burschen, der sich erkühnt hat, das Blut seiner Landsleute zu trinken, wie man Wein trinkt, um damit auf seine Gesundheit und die seiner Freunde anzustoßen. […] Aber wir kämpfen aus Liebe für die Unterdrückten, die nicht immer notwendigerweise Proletarier sein müssen, und wir lieben in den Menschen den Gedanken an die Menschheit.[6]

Er führt also einen politischen Kampf aus ethischen Motiven, will den Menschen zuliebe die Welt verbessern. Ein Idealist, dessen frühe Schriften manchmal widersprüchlich oder unpraktisch anmuten; aber mit dem Herz auf dem rechten Fleck. Kurz: Der Humanist Dr. T sieht die Welt um 180 Grad anders als der Nazi Dr. G.

Die zweite „positive" Stelle stammt aus einem Privatbrief an den Berliner Kritiker Herbert Ihering. Vorausgegangen war Folgendes: Mit dem Maler John Heartfield hatte Tucholsky eine polemische Abrechnung mit den Schwächen der Republik veröffentlicht, unter dem ironischen Titel *Deutschland, Deutschland über alles.* Hier geht's gegen Militarismus, Richter und konservative Spießbürger, gegen den am Kriegsende desertierten Kaiser Wilhelm II. und dessen Feldherrn Erich Ludendorff, aber auch gegen den „Vernunftrepublikaner" und Außenminister Gustav Stresemann und den langjährigen SPD-Reichstagspräsidenten, Paul Löbe. Ihering hatte Tucholskys positiven Schluss-

5   „Wir Negativen", WB 13. März 1919, GA 3, S. 73.
6   Ebd., S. 79–80.

akkord, den optimistischen Artikel „Heimat" ignoriert und warf ihm vor, immer auf dieselben Themen loszuschlagen. Tucholsky wehrte sich mit der Feststellung, dass Militärs, Richter und Reaktion unverändert gefährlich seien und deswegen immer wieder kritisiert werden müssten. Das mache er, Tucholsky, nicht zu seinem Vergnügen, sondern er wolle als Sprecher für Menschen dienen, die ihren Gefühlen keinen schriftlichen Ausdruck geben könnten. Hier die zweite Stelle:

> Immer, wenn ich schreibe, denke ich an das Leid der Anonymen, an den Proletarier, den Angestellten, den Arbeiter, an ein Leid, von dem ich durch Stichproben weiß […] und ich will lieber den Vorwurf auf mir sitzen lassen, künstlerisch nicht befriedigt oder aus Empörung über das Ziel hinausgeschossen zu haben, als ein Indolenter zu sein.[7]

Wieder mal: der Kämpfer aus ethischem Antrieb, der Deutschland und die Welt gut machen will. Dafür sein Widerstand gegen einen nur halbwegs demokratischen Staat, gegen eine zunehmend ungerechte Zeit, gegen eine Neuauflage des Weltkrieges. So viel zum Widerstand, jetzt zur Gewaltfrage.

Gewalt gibt es für Tucholsky in einer persönlichen und zwei politischen Varianten. Die erste Form, körperliche Angriffe auf andere Menschen, lehnte er ab. Eine reine Selbstverständlichkeit? Aus heutiger Sicht schon, aber nicht am Anfang der Republik, als rechte Offiziere Karl Liebknecht und Rosa Luxemburg, Kurt Eisner und Gustav Landauer, Matthias Erzberger und Walther Rathenau und Hunderte Arbeiter abschlachteten. Nach Rache oder Todesstrafen für die Mörder rief Tucholsky nicht, sondern wollte nur deren Hintermänner durch politische Reformen entmachten. Andere schlagen oder von ihnen geschlagen werden wollte er nicht, obwohl er etwa als Redner bei der Gründungsversammlung des Friedensbundes der Kriegsteilnehmer im Dezember 1919 einem Haufen randalierender, schwerbewaffneter Armeeangehöriger mutig trotzte.[8] An jenem denkwürdigen Abend in Berlin kämpfte er ausschließlich mit der geistigen Gabe der freien Rede, die er wie das geschriebene Wort perfekt beherrschte.

Die anderen Gebiete, auf denen sich die Gewaltfrage stellte, hießen einerseits Krieg, andererseits Revolution. Schon 1912 hatte Tucholsky in einem kurzen Gedicht im sozialdemokratischen Zentralorgan *Vorwärts* „Krieg" und „Mord" gleichgesetzt und diese für viele Landsleute gewagte Feststellung dem lieben Gott in den Mund gelegt.[9] Ein Kriegsverherrlicher in den Juli- und Augusttagen 1914 war er nicht, das überließ er einer deutschen Schriftstellermeute von Gerhart Hauptmann bis Ernst Lissauer.[10] Freudig zu den Fahnen eilte er auch nicht,

---

7 Brief an Herbert Ihering, 18. Oktober 1929, GA 19, S. 168.
8 Vgl. „Der Tag der Wahrheit, Eindrücke aus einer Versammlung", *Berliner Volkszeitung* 17. Dezember 1919, GA 3, S. 459–60. Für einen Auszug aus Tucholskys Rede siehe Kommentar, ebd., S. 760–62.
9 „Kleines Gespräch mit unerwartetem Ausgang", *Vorwärts* 8. Mai 1912, GA 1, S. 50.
10 Vgl. Hans Weigel, *Karl Kraus oder die Macht der Ohnmacht*, München 1972, S. 178 und 181.

sondern schrieb seelenruhig seine Doktorarbeit über Hypothekenrecht zu Ende.[11] Dann ließ er sich 1915 zwar einziehen und an die Ostfront schicken, baute aber lieber als Pionier Stellungen, statt ein Maschinengewehr auf Russen abzufeuern. Bald fand er eine Schreibstubenarbeit, die möglichst friedlich war: Er gründete die Zeitung *Der Flieger* für Angehörige seiner Bataillon im kurländischen Alt-Autz. Nachher wurde er als Militärpolizist ins besetzte Rumänien geschickt, bis mit dem Kriegsende neue journalistische Hoffnungen keimten. Also noch kein militanter Pazifist, der sich für seine Überzeugungen einsperren oder erschießen ließ, aber einer, der sich ohne Kriegsverherrlichung aus der Affäre zog und gelobte, im neuen Staat alles anders zu machen. Ein Schwur, den er auch hielt: mit der „Militaria"-Serie, einer bitteren Abrechnung mit den Weltkriegsoffizieren; mit Reden und Rezitationen auf den Kundgebungen der „Nie-wieder-Krieg!"-Bewegung im Berliner Lustgarten, mit Kabarett-Chansons, Gedichten und Polemiken. In der Gruppe Revolutionärer Pazifisten setzte er sich für die Verweigerung des Kriegsdienstes ein. Einer, der vor einer Wiederholung des Krieges warnte, ja mitten in der friedlichsten Periode der Republik im März 1925 mit erschreckender Präzision die Schritte beschrieb, mit denen Deutschland die Welt noch einmal in Angst und Schrecken versetzen würde: Anschluss Österreichs, Ausnutzung der nationalen Rivalitäten in der Tschechoslowakei, kurzfristiges Bündnis mit Russland, um Polen zu überrollen. Er prophezeite obendrein die antideutsche Koalition „von Kaledonien bis Kalifornien", die dieser zweiten Massenorgie der Gewalt ein Ende setzen würde.[12] Um das Thema „Ablehnung der Kriegsgewalt" zusammenzufassen, möchte ich die meines Erachtens eindrucksvollste Formulierung von Tucholskys Position vorspielen, das von Hanns Eisler vertonte Gedicht „Der Graben":

Mutter, wozu hast du deinen aufgezogen?
Hast dich zwanzig Jahr mit ihm gequält?
Wozu ist er dir in deinen Arm geflogen.
Und du hast ihm leise was erzählt?
        Bis sie ihn dir weggenommen haben.
        Für den Graben, Mutter, für den Graben.

Junge, kannst du noch an Vatern denken?
Vater nahm dich oft auf seinen Arm.
Und er tat dir einen Groschen schenken,
Spielte mit dir Räuber und Gendarm.
        Bis sie ihn dir weggenommen haben,
        Für den Graben, Junge, für den Graben.

---

11 „Die Vormerkung aus Paragraph 1179 BGB und ihre Wirkungen", Leipzig 1915, GA 2, S. 208–60.
12 „Brief an einen bessern Herrn", WB 24. März 1925, GA 7, S. 135–41.

Drüben die französischen Genossen
Lagen dicht bei Englands Arbeitsmann.
Alle haben sie ihr Blut vergossen
Und zerschossen ruht heut Mann bei Mann.
Alte Leute, Männer, mancher Knabe
In dem einen großen Massengrabe.

Seid nicht stolz auf Orden und Geklunker!
Seid nicht stolz auf Narben und die Zeit!
In die Gräben schickten euch die Junker,
Staatswahn und der Fabrikantenneid.
Ihr wart gut genug zum Fraß für Raben
Für das Grab, Genossen, für den Graben!

Werft die Fahnen fort! Die Militärkapellen
Spielen auf zu euerm Todestanz.
Seid ihr hin: ein Kranz von Immortellen –
Das ist dann der Dank des Vaterlands.
Denkt an Todesröcheln und Gestöhne.
Drüben stehen Väter, Mütter, Söhne.
Schuften schwer, wie ihr, ums bisschen Leben.
Wollt ihr denen nicht die Hände geben –?
Reicht die Bruderhand als schönste aller Gaben
Übern Graben, Leute, übern Graben –![13]

Gegen revanchistischen Nationalhass die ausgestreckte Hand des Arbeiters: dieses Bild verdeutlicht wie kein zweites Tucholskys Verhältnis zur Gewalt, die ein unzertrennlicher Aspekt jedes Krieges ist. Denn seit 2000 Jahren bleibt wahr: Soldaten sind potenzielle Totschläger und im Kriegsfall gehört das Töten zu ihren Hauptpflichten. Solange der Gegner ein andersfarbig Uniformierter ist, muss er auch mit Gewalt unschädlich gemacht werden. Seit mehr Zivilisten als Kämpfer in Kriegen umkommen, seit Angriffskriege sich als humanitäre Interventionen im Namen der „internationalen Gemeinschaft" tarnen, heißt das nicht nur für Tucholsky, sondern auch für mich: Töten aus niedrigen Beweggründen, also Mord. Das Nähere siehe unter dem von britischen Soldaten niedergetrampelten Hotelempfangschef in Basra, Baha Moussa, der an 94 Verletzungen starb.

Vom Sonderfall Krieg zum zweiten Sonderfall: revolutionäre Gewalt. Die kannte Tucholsky mindestens in der Form von „Gewalt gegen Sachen". Denn der Spartakusaufstand von Januar 1919 führte zur Besetzung des Zeitungsviertels in der Hauptstadt – darunter auch die Redaktionsräume des *Berliner Tageblatts,* wo Tucholsky seit vier Wochen die satirische Wochenbeilage der Zeitung heraus-

---

13 „Der Graben", *Neue Berliner Zeitung* 1. August 1924, GA 6, S. 240–41.

gab. In den Spalten des bürgerlichen Blattes feuerte er rhetorische Breitseiten ab gegen Karl Liebknecht und Rosa Luxemburg, die sich dann an die Spitze der Kämpfenden stellten. „Du bestärkst den Radau, treibst den Rechten die Mühlen"[14], hatte Tucholsky schon im Dezember 1918 dem ungestümen Liebknecht vorgeworfen. Andererseits: als die Kämpfe noch andauerten, zeigte er für den Bannerträger der Linken eine ungeahnte Sympathie: im Vergleich zu den zögernden Sozialdemokraten in der Regierung schien ihm Liebknecht tatkräftig, in seinen Handlungen [fast] berechtigt, auch im Vergleich zu den konservativen Bürgern sympathisch. Da das Gedicht in den meisten Anthologien fehlt, folgt ein längeres Zitat aus „Berliner Kämpfe":

> Wenn die Regierung einen wie Liebknecht hätt!
> Die Regierung aber sitzt auf dem Klosett
> und berät wie früher in der Reichskanzlei,
> was nunmehr und ob es zu tun sei. [...]
> Unterdessen schwillt der Spartacus
> Zur Macht empor, weil er will und muss.

> Und der Bürger? Du liebe Güte! [...]
> Spartakus will seine Kasse bedrohn?
> Das geht zu weit mit der Revolution. [...]
> Spartakus packt die Geschichte beim Schopf.
> Der Bürger wackelt empört mit dem Kopf.

> Und so stehn wir am Anfang und stehn am Ende.
> Deutsches Blut floss über deutsche Hände.
> „Lumpen! Deserteure! Proleten!"
> So kann man dem Ding nicht entgegentreten.
> Ist Ruhe die erste Bürgerpflicht,
> die von Empörern ist es nicht.
> Gewalt gegen Gewalt, Kraft gegen Kraft:
> das ist die alte Wissenschaft.
> Weißt du, Deutscher, wie die neue heißt?
> Gegen Gewalt den Geist!
> Nur der Geist kann die Streitaxt begraben.
> Aber freilich: man muss einen haben.[15]

---

14 „Weihnachten", *Ulk,* 20. Dezember 1918, GA 2, S. 439–40.
15 „Berliner Kämpfe", WB 16. Januar 1919, GA 3, S. 20–22.

Sicher haben Sie die Zeile „Gegen Gewalt den Geist!" als Titel dieses Vortrages erkannt. Zu diesem Zeitpunkt unterstützte Tucholsky eine „geistige Revolution in den Köpfen unserer Volksgenossen".[16] Der von rechten Offizieren Mitte Januar 1919 ermordete Karl Liebknecht wurde von Tucholsky nach kurzem Nachdenken wieder als „ein Wirrkopf von mittleren Maßen" abgestempelt, dessen Tod fast verdient sei.[17] Denn die Quelle der Gewalt, die Tucholsky noch am 16. Januar vor allem bei den Regierungstruppen gefürchtet und zugunsten des Geistes abgelehnt hatte, sah er eine Woche später anscheinend wieder bei dem toten Spartakistenführer: „Den Meergott verschlangen die eigenen Wogen", heißt es im Nekrolog auf Liebknecht hochtrabend.[18] Obwohl er Rosa Luxemburg ausdrücklich von dieser Kritik herausnahm und ihre „stärkste Manneskraft"[19] lobte, bleibt das Gefühl: Zur Zeit der Revolution selbst hat Tucholsky das Phänomen nicht verstanden, sondern einen unbequemen Platz „gegen rechts und gegen links"[20], also die reaktionären und revolutionären Gewalttäter, gesucht. Mitten auf der Fahrbahn lebt es sich als Fußgänger nicht sicher.

Diese idealistische, aber letzten Endes unpolitische Ablehnung jeder Gewaltanwendung findet ihre Apotheose 1921, als er in der Rezension eines Bandes vom Linksintellektuellen Otto Flake noch einmal flehentlich die Gewaltfrage stellte. Tucholsky zitiert Flake nicht nur, sondern gibt seinen eigenen Senf dazu:

> Ausgezeichnet ist entwickelt, wie der Bolschewismus sich selbst abhaspelt, wie er leer läuft und leer laufen muss, weil er den fatalen Satz predigt: „Nieder mit der Gewalt! Darum nur noch ein Mal Gewalt!" Nur noch ein Mal –! Und wann hört das auf, dieses ein Mal …?[21]

Die letzte, sehr abstrakte Frage stammt wie gesagt nicht von Flake, sondern von Tucholsky; eine Antwort wusste er 1921 noch nicht.

Fünf Jahre später blickte Tucholsky deutlicher auf die gescheiterte Revolution zurück. Nicht die Opfer Liebknecht und Luxemburg, sondern die sozialdemokratischen Regierungstäter, Friedrich Ebert und Gustav Noske, sah er jetzt als die Hauptschuldigen. Eine sozialistische Revolution, gar Bolschewismus und Bürgerkrieg, hätten 1918 keine Sekunde lang zur Debatte gestanden, so Tucholsky im Rückblick ernüchtert: stattdessen habe ein „energischer demokrati-

---

16 „Zur Erinnerung an den Ersten August 1914", WB 14. August 1919, ebd., S. 273. Mit dieser Aussage stand er unter Deutschlands linken Intellektuellen nicht allein: ähnliche Stellen finden sich bei Carl von Ossietzky (*Mitteilungen des deutschen Monistenbundes* IV/7, Juli 1919, S. 90, zitiert bei Raimund Koplin, *Carl von Ossietzky als politischer Publizist,* Berlin 1964, S. 30. Siehe auch Kurt Hiller, „Wer sind wir? Was wollen wir?" in *Geist werde Herr,* Berlin 1920, S. 73.
17 „Zwei Erschlagene", WB 23. Januar 1919, ebd., S. 27.
18 Ebd., S. 28.
19 Ebd., S. 28.
20 „Gegen rechts und gegen links", *Ulk* 21. März 1919, ebd., S. 94.
21 „Otto Flake", WB 27. Oktober 1921, GA 5, S. 162.

scher Wille"[22] im Lande geherrscht, der mit Unterstützung der neuen SPD-Regierenden einen stabilen Staat mit allen Möglichkeiten für den gesellschaftlichen Fortschritt hätte aufbauen können. Stattdessen hätten Ebert und seine Kollegen diese Demokratisierungstendenzen falsch interpretiert und rücksichtslos bekämpft und damit die eigene Republik mit einem schweren Geburtsfehler versehen. Hören wir Tucholskys eigene, verbitterte Worte von Januar 1926:

> Die Männer des November haben nicht erreicht, was zu erreichen war: Personalreform an allen Gliedern des Staates; Aufhebung des Militarismus; demokratische Erziehung der Jugend, und – vor allem – die Unterstützung einer neuen geistigen Atmosphäre. Sie haben sie zerstört.[23]

Ein klares Urteil, das nur eine logische Folge zuließ: Was Deutschland in der zweiten Hälfte der 1920er Jahre brauchte, war eine zweite Revolution, die die Fehler der ersten vermeiden sollte.

Ein Jahr später bejaht Tucholsky ausdrücklich die revolutionäre Gewalt in dem *Weltbühne*-Artikel „Huh, wie schauerlich!". Ausgangspunkt ist das Blutvergießen in der damaligen chinesischen Revolution; Tucholsky tadelt es anfangs als „mordsschauerlich", relativiert aber bald diese Kritik, indem er den europäischen Gutmenschen ins Gesicht schleudert:

> Es hat niemand das Recht, sich auch nur über einen Blutstropfen, der in einer Revolution fließt, aufzuregen, solange er die Massengemeinheit, die der imperialistische Krieg darstellt, zulässt und billigt. Entweder – oder ...[24]

Von dieser Kritik am Krieg schreitet er im Schlussabsatz zur Akzeptanz, ja zur halben Bejahung der Waffengewalt durch Revolutionäre – nicht durch ihre Gegner, die Gleichsetzung von 1921 ist schon lange überwunden. Die entscheidenden Sätze lauten:

> Ich für mein Teil halte revolutionäre Bluttaten für gerechtfertigt. Revolution kann – im Gegensatz zum Krieg – Elementarereignis sein.[25]

Wohlbemerkt: kann sein, nicht ist.

Warum die vielen Tucholsky-Zitate? Will ich sagen, dass Tucholsky seine Meinung wie sein Hemd gewechselt hat, dass er für oder gegen Gewalt war, je nachdem, ob der Buchstabe „r" im Monatsnamen vorkam? Natürlich nicht. Die Zitate sind Mosaiksteine oder Puzzlestücke, die auf Anhieb nicht zueinander passen. Nur im Kontext von Tucholskys politischer Entwicklung machen sie Sinn, und so bildet dieser Aspekt den Schlussteil meiner Ausführungen. Hier

---

22 „Die Ebert–Legende, Antwort auf eine Antwort", WB 12. Januar 1926, GW 8, S. 39.
23 Ebd., S. 43.
24 „Huh, wie schauerlich!", WB 5.7.1927, GA 9, S. 408.
25 Ebd., S. 408.

stützt sich meine Argumentation auf Kritiker wie den Rundfunkjournalisten Hans Prescher und den unvergessenen Tucholsky-Biografen Michael Hepp.[26] Die Suche nach Tucholskys politischen Ideen fällt nicht leicht, denn außer einem halben Dutzend programmatischer Artikel finden sich in über 3.000 Beiträgen in der *Gesamtausgabe* nur wenige eindeutige Wegweiser. Widersprüche gehören zur ersten Phase seiner Nachkriegsentwicklung. Dabei darf man nicht vergessen: Er kommt gerade aus dem hintersten Rumänien nach Berlin, gerät unverhofft in den Strudel einer Revolution, will vor allen Dingen, dass das Blutvergießen endlich aufhört. Zehn Millionen sind im Krieg gestorben, jetzt ist Waffenstillstand mit den Alliierten und jetzt schießen Deutsche auf Deutsche! Das fasst seinen Standpunkt von November 1918 bis etwa März 1919 zusammen. Durch die Untaten der von Reichswehrminister Gustav Noske entfesselten Freikorps gewitzt, fing bei ihm ein Politisierungsprozess an, bald gab er jede Hoffnung auf, im *Berliner Tageblatt* das deutsche Bürgertum zu demokratischen Ideen zu bekehren, und engagierte sich ab März 1920 in den Reihen der Unabhängigen Sozialdemokraten – übrigens die einzige Partei, der er jemals beitrat. In den Spalten ihres Zentralorgans *Die Freiheit* rief er linke Arbeiter, die von der regierenden SPD desillusioniert waren, zur Wahlbeteiligung auf, erinnerte an die schlimmen Kriegsjahre, kritisierte den aufgeblähten Militäretat mit einer Mischung von Akribie und unterkühlter Wut, die stellenweise an Büchners *Der hessische Landbote* erinnert.[27] Dort wie in der *Weltbühne* bot er Reformvorschläge an, die die Republik stabilisiert und wirklich demokratisch gemacht hätten. Deutschlands Politiker befolgten sie nicht.

Die USPD war eine pazifistische Übergangserscheinung. Schon ein paar Monate nach ihrem Wahltriumph vom Juni 1920, bei dem sie ihre Stimmenzahl vervierfachte, spaltete sie sich, eine Minderheit ihrer Reichtagsfraktion und die Mehrheit der Mitglieder schlossen sich den Kommunisten an, die weniger an parlamentarische denn an bewaffnete Kämpfe dachten, teils um der Revolution willen, teils wegen Ressentiments über die Morde an ihren Führern. Die Kämpfe in Berlin, an der Wasserkante, im Ruhrgebiet und am schlimmsten in München hatten der jungen Partei einen schlimmen Blutzoll abgefordert, die sogenannte Märzaktion im mitteldeutschen Industrierevier 1921 schien die KPD endgültig als Abenteurerhaufen abzustempeln: zu jedem Putschversuch bereit, nur nicht zu geduldiger Überzeugungs- und Organisationsarbeit. Dieses Szenario bildete den Hintergrund für Tucholskys zweite, unpolitische Ablehnung jeder Gewaltanwendung in der Flake-Rezension 1921: es ging ihm nicht nur um ein idealistisches, humanistisches Statement, sondern in erster Linie um die vorläufige Absage an die Adresse der russischen und der deutschen Kommunisten. Denn bei

---

26 Hans Prescher, *Kurt Tucholsky*, 2. Ergänzte Auflage, Berlin 1982; Michael Hepp, *Kurt Tucholsky, Biografische Annäherungen*, Reinbek 1993.
27 „Vier Jahre und ein Tag", *Freiheit* 6. Juni 1920, GA 4, S. 234–37; „Wo bleiben deine Steuern?", *Freiheit* 18. November 1920, GA 4, S. 498–503 und 19. November 1920, ebd., S. 507–11.

der Spaltung im vorigen Herbst hatte Tucholsky allen Anfechtungen der KPD widerstanden und war in der USPD geblieben. In diesem Kontext steht also die Frage: „Darum nur noch ein Mal Gewalt. Und wann hört es auf, dieses ein Mal?", die Opfer und Täter so naiv gleichsetzte. Ich möchte hier Tucholsky nicht unterstützen, nur seinen Standpunkt verständlich machen; er will die Republik auf demokratischer Grundlage aufbauen, da stören Putschversuche und bieten den Rechten eine erhöhte Daseinsberechtigung.

In der zweiten Hälfte der 1920er Jahre hat sich vieles verändert: nicht nur in der deutschen Politik, sondern auch in Tucholskys Kopf. Der biedere Sozialdemokrat Friedrich Ebert war 1925 gestorben, an seiner Stelle hatte eine relative Mehrheit der Deutschen keinen Republikaner zum Staatsoberhaupt gewählt, sondern ausgerechnet den reaktionären Monarchisten und Inbegriff des konservativen Preußentums, Ex-Feldmarschall Paul von Hindenburg. Alle klugen Pläne, alle verzweifelten Warnungen Tucholskys schienen damit in Erfüllung zu gehen: „Hindenburg ist: Die Republik auf Abruf. Hindenburg bedeutet: Krieg."[28] schrieb er, noch bevor der Held von Tannenberg bei der Wahl gesiegt hatte. Um diese umstrittene Repräsentationsfigur herrschten konservative Bürgerblockregierungen, der Demokratie gegenüber skeptisch bis feindlich gesinnt und jeder Reform zugunsten der armen und unterdrückten Schichten ablehnend. Das bildet die Grundlage einer Linksentwicklung bei Tucholsky. „Diese Republik ist nicht die meine",[29] schrieb er verbittert, und als der angebliche „Sieg des republikanischen Gedankens" gefeiert wurde, stellte er eine optische Täuschung fest: „Das Ufer bewegt sich nicht – der Dampfer fährt aufs Ufer zu."[30] Zwar schienen die Rechtskräfte den Staat nicht mehr zerstören zu wollen, aber nur, weil sie bereits an den Schalthebeln der Macht saßen und ihre Vertreter in der Schwerindustrie auch unter republikanischem Vorzeichen gut verdienen konnten. Konservative Richter beugten in politischen Prozessen rücksichtslos das Recht: der Jurist Tucholsky ließ sich aus Protest in den Vorstand der Roten Hilfe wählen, die linken Arbeitern vor Gericht beistand und für die Familien der Inhaftierten sammelte: Tucholsky unterstützte in seinen Schriften mehrmals solche Sammlungen.[31] Im Frühjahr 1927 schrieb er den denkwürdigen Satz, der für diese Phase seiner Karriere charakteristisch blieb. Gegen eine solche Justiz gebe es ein Mittel: „den antidemokratischen, hohnlachenden, für die Idee der Gerechtigkeit bewusst ungerechten Klassenkampf".[32] Die KPD-Führer betrachtete er noch immer skeptisch, aber die von ihnen organisierten linken Arbeiter schienen ihm eine letzte Reformwaffe, einen möglichen Rettungsanker in stürmischer See. Ohne von der marxistischen Revolutionstheorie, geschweige denn von der stali-

28 „Der kaiserliche Statthalter", *Die Menschheit* 17. April 1925, GA 7, S. 182.
29 Brief an Alwin Klemich, 13. Oktober 1926, GA 18, S. 157.
30 „Der Sieg des republikanischen Gedankens", WB 14. September 1926, GA 8, S. 398.
31 Siehe z.B. „Im Gefängnis begreift man", WB 15. Dezember 1931, GA 14, S. 461–62.
32 „Deutsche Richter", WB 19. April 1927, GA 9, S. 326.

nistischen Praxis hundertprozentig überzeugt zu sein: das war der Hintergrund seines Einsatzes für die Revolution als „Elementarereignis" und die damit einhergehende revolutionäre Gewalt, die er 1927 – ausnahmsweise, muss man sagen – öffentlich bejaht hat. Bald schrieb er auch für Willi Münzenbergs *Arbeiter Illustrierte Zeitung*, verfasste zündende Propagandagedichte; suchte emsig, aber letzten Endes vergeblich, nach einem modus vivendi *mit,* aber nicht *in* der KPD.[33] Die Partei wollte ihn und andere sympathisierende Intellektuelle nicht und so blieb er in der unbequemen Lage, zwischen allen Stühlen zu sitzen: für die Gewalt in einer Revolution, die zu seinen Lebzeiten nicht kommen sollte.

Stattdessen kam die Gegenrevolution. Von machtgierigen Offizieren und der korrupten Junkerkamarilla um Hindenburg entfesselt, von Bankiers und Industriellen eingefädelt, von bald enttäuschten Deutschnationalen vorangetrieben, von Kommunisten, Sozialdemokraten und Linksintellektuellen trotz aller Abscheu nicht verhindert, kamen in Deutschland Hitlers Faschisten an die Macht. Mit SA-Aufmärschen, Bücherverbrennungen, Judenboykott, Konzentrationslagern für Gegner wie Mühsam und Ossietzky, zuletzt mit den Vernichtungslagern, mit totalem Krieg und verdienter totaler Niederlage.

Schon lange hatte Tucholsky mit bitterer Resignation die Zeichen der Zeit erkannt. Dem früheren Kampf mit Hass aus Liebe war die Grundlage entzogen; als er im November 1935 Bilanz zog, war kein Hoffnungsschimmer mehr zu entdecken. Hier eine entscheidende Briefstelle an seine Schweizer Freundin, Hedwig Müller:

> Man muss den Menschen *positiv* kommen. Dazu muss man sie – trotz alledem – lieben. Wenn auch nicht den einzelnen Kulicke, so doch die Menschheit. Ich vermags nicht. Meine Abneigung gegen die Schinder ist viel größer als meine Liebe zu den Geschundenen.[34]

Einige Monate später starb er im Sahlgrenschen Krankenhaus von Göteborg.

Fazit von Tucholskys Karriere: Ja zum Widerstand gegen seine Zeit, aber hier geht's größtenteils um gewaltfreien, politischen und literarischen Widerstand, von humanitärem Idealismus motiviert. Bei der Gewaltfrage ist's komplizierter. Während der Novemberrevolution selbst schwankt er zwischen einem zögernden „Jein" und einem etwas entschiedeneren „Nein", das er auch Anfang der zwanziger Jahre gegen die putschfreudige KPD vertritt. Nach der Wahl Hindenburgs dann die große Wende: bei der Republik gibt's anscheinend nichts mehr zu retten, ein neuer europäischer Krieg zeichnet sich ab. Mit dem Mut der Ver-

---

33 Siehe die Tucholsky-Aufsätze „Gebrauchslyrik", WB 27. November 1928, GW 10, S. 543–48 und „Die Rolle des Intellektuellen in der Partei", *Die Front* Nr. 9, 1929, GA 11, S. 312–17. Ein Kommentar dazu in Ian King, „Kurt Tucholskys Konzept der Gebrauchslyrik", in Stefan Neuhaus, Rolf Selbmann, Thorsten Unger [Hg.], *Engagierte Literatur zwischen den Weltkriegen*, Würzburg 2002, S. 141–49.
34 Briefbeilage an Hedwig Müller, 3. Juni 1935, GA 21, S. 242.

zweiflung überwindet Tucholsky sein – meiner Ansicht nach – berechtigtes Misstrauen gegenüber den KPD-Funktionären, um den Kontakt zu den von ihnen geführten Arbeitern aufzubauen und aufrechtzuerhalten. Nach der Machtübertragung der deutschen Eliten an Hitler dann die endgültige Resignation und der Selbstmord. Zuletzt – durch den Einsatz seiner zweiten Frau Mary – der Wiederaufstieg nach dem Tode, mit Millionenauflagen und übersetzten Ausgaben von Portugal bis Japan. Humorist und Kämpfer, verbrannter Autor und Ikone der 68er: der kleine dicke – nein, der große Kurt Tucholsky.

Katrin Sorko

Momente des Widerstandes in den Gedichten Oskar Maria Grafs

Oskar Maria Graf war zeitlebens Anarchist. Wie Maxim Gorki ist auch ihm der Sozialismus „auf den Rücken geprügelt"[1] worden. Seine Kindheit und Jugend waren geprägt von den Schlägen seines ältesten Bruders Max, der nach dem Tod des Vaters die elterliche Bäckerei mit harter Hand führte. Die Erfahrung der psychischen und physischen Unterdrückung quälte Graf nicht nur ein Leben lang, sie impfte ihm auch eine tiefe Solidarität mit den Schwachen der Gesellschaft ein, die sein schriftstellerisches Werk nachhaltig beeinflussen sollte.

Dementsprechend sind Grafs Werke Anleitungen zum Widerstand gegen die bestehende Gesellschaftsordnung, die literarische Exemplifizierung der anarchistischen Grundsätze, mit denen er sich ein Leben lang auseinandergesetzt hat. Von Stirner über Bakunin bis Tolstoj spielen seine Romane und Erzählungen sämtliche Varianten des Anarchismus durch und üben die entsprechende Kritik am herrschenden politischen System, wie er sie nach seiner Flucht aus seinem Geburtsort Berg am Starnberger See nach München in Erich Mühsams und Gustav Landauers Gruppe „Tat" kennengelernt hatte.

Für sein Prosawerk ist Graf hinreichend bekannt, mit dem Roman *Wir sind Gefangene* schaffte er 1927 den internationalen Durchbruch als Schriftsteller. Dabei markiert die Lyrik den Beginn seiner literarischen Produktion. Ab 1914 veröffentlichte Graf in Zeitschriften und Anthologien Gedichte, seine ersten beiden Publikationen in Buchform sind Gedichtbände. *Die Revolutionäre* (1918) und *Amen und Anfang* (1919) erschienen in kleiner Auflage beim Dresdner Verlag von 1917 und beim Münchner Bachmair-Verlag. Einem Brief Grafs an den Cotta-Verlag vom 24. November 1911 ist zu entnehmen, dass er bereits als 17-Jähriger ein dreibändiges Gedichtwerk mit dem Titel *Die Fahrt ins Leben* fertig hatte[2]. Offensichtlich war Cotta nicht interessiert – aus welchem Grund lässt sich nicht einmal mutmaßen, denn von dem dreibändigen Werk fehlt heute jede Spur. Möglicherweise ging es bei Grafs Emigration im Jahr 1933 verloren oder es ist der Vernichtung durch seinen Autor anheim gefallen. Graf offenbart sich an vielen Stellen seiner autobiografischen Schriften als erbarmungsloser Zerstörer seiner eigenen Literatur. Zum Beispiel schrieb er Ende des Jahres 1961 an Luitpold

---

1 Graf, Oskar Maria: Nachschrift zu „Verbrennt mich" (1960). In: Dollinger, Hans (Hrsg.): Das Oskar Maria Graf Lesebuch. München: List 1993, S. 83 f. Hier S. 83.

2 Vgl. Oskar Maria Graf am 24.11.1911 an den Cotta-Verlag. Bauer, Gerhard/Pfanner, Helmut F. (Hrsg.): Oskar Maria Graf in seinen Briefen. München: Süddeutscher Verlag 1984, S. 21.

Josef Stern, er habe nach der Durchsicht der etwa 10.000 von ihm verfassten Gedichte alle bis auf etwa 100 verbrannt[3].

Tatsächlich umfasst allein Grafs lyrischer Nachlass, der in der Bayerischen Staatsbibliothek aufbewahrt wird, rund 700 Seiten. Er enthält neben handschriftlichen Aphorismen und zahlreichen Fragmenten sowie mehrfachen Kopien und Abschriften von Gedichten, vor allem vier von ihm selbst zusammengestellte Anthologien, die jedoch in dieser Form nie zur Veröffentlichung kamen: Der Zyklus *Worte an den Einen* ist mit Juli 1921 datiert und dem Literaturprofessor Roman Wörner gewidmet, der Graf damals finanziell unterstützt hat. Die etwa 120 Gedichte aus der Sammlung *Gedichte eines unbekannten jungen Mannes* sind einer Anmerkung im Vorwort zufolge in den Jahren 1919 und 1920 entstanden und tauchen teilweise in überarbeiteter Form und unter einem anderen Titel in der späteren, ebenso unveröffentlichten Anthologie *Gedichte aus dem Exil 1933–1941* wieder auf. Darauf folgt die Sammlung *In den Wind gesprochen. Nachlese neuer Gedichte aus dem Exil 1941–42*. Für den 1962 anonym veröffentlichten Band *Altmodische Gedichte eines Dutzendmenschen* hat Graf viele dieser Gedichte noch einmal überarbeitet.

Zusammen mit den zahlreichen, vor allem während der 1920er und 1950er Jahre in Zeitschriften und Arbeiterlyrik-Anthologien veröffentlichten Gedichten Grafs und dem 1954 erschienen Gedichtzyklus *Der ewige Kalender* lassen sich aus rund 420 unterschiedlichen Fassungen etwa 340 Gedichte[4] ausmachen.

Graf hat in seinem Brief an Stern also geschwindelt und ganz offensichtlich mehr als 100 Gedichte vor der Vernichtung bewahrt. Trotzdem ist er durchaus ernst zu nehmen in der Selbstkritik, die seine Aussage widerspiegelt. Zahlreiche Textstellen aus Grafs Korrespondenz mit Freunden und Kollegen weisen auf eine anhaltende Unzufriedenheit mit dem eigenen lyrischen Schaffen hin. Seinem Briefwechsel mit dem Verleger Karl Dietz ist zu entnehmen, dass eine Veröffentlichung von *In den Wind gesprochen. Nachlese neuer Gedichte aus dem Exil 1941–42* im Rudolstädter Greifenverlag geplant war, Graf dann aber sein Manuskript zurückforderte: „[…] ich bin mit den meisten dieser Gedichte noch immer nicht einverstanden und arbeite seit Monaten an der Ausfeilung"[5], schrieb Graf im April des Jahres 1952 an den Verleger. Der Greifenverlag brachte schließlich Neuauflagen von Grafs Romanen *Bolwieser* und *Anton Sittinger*, sowie eine vom Autor überarbeitete Ausgabe der *Kalendergeschichten*, die Ge-

3 Oskar Maria Graf am 18.12.1961 an Luitpold Josef Stern. In: Luitpold, Josef [Pseudonym]: Das Sternbild. Gedichte eines Lebens. Band 5 der gesammelten Werke. Wien: Europaverlag 1967, S. 148.
4 Graf, Oskar Maria: „Manchmal kommt es, dass wir Mörder sein müssen …" – Gesammelte Gedichte. Hrsg. von Katrin Sorko. Berlin: Matthes & Seitz 2007.
5 Kaufmann, Ulrich/Ignasiak, Detlef (Hrsg.): Oskar Maria Graf. Briefe aus New York an seinen Rudolstädter Verleger Karl Dietz 1950–1962. München: Peter Kirchheim 1994, S. 31.

dichtsammlung aber blieb unveröffentlicht und war auch nie wieder Gegenstand des Briefwechsels zwischen Dietz und Graf.

In Grafs Gesamtwerk spielt die Lyrik eine maßgebliche Rolle. Seine aus fünf Jahrzehnten überlieferten Gedichte zeigen komprimiert die Entwicklung seiner Kunstauffassung vom Expressionismus über die proletarisch-revolutionäre Dichtung hin zum Realismus auf. Diese ist nicht zu trennen von Grafs politischer Entwicklung. Denn er betrachtete Literatur als Mittel zur Überwindung des herrschenden politischen Systems und zur Etablierung einer sozialistisch geprägten Gesellschaftsordnung. Zum ersten Mal formuliert er diese Kunstauffassung in einer Rezension von Erich Mühsams Gedichtband *Brennende Erde. Verse eines Kämpfers*, die im Oktober 1920 in der Münchner *Neuen Zeitung* erschienen ist. In Abgrenzung zu Mühsams Tendenz-Lyrik, gemäß dieser lediglich der Inhalt eines literarischen Textes für die Revolutionierung des Lesers von Bedeutung ist, betont Graf auch die Wichtigkeit von Sprache und Form. Wie Mühsam wollte auch Graf fürs Volk schreiben, sich zugleich aber sprachlich von bürgerlicher, patriotischer und völkisch-propagandistischer Literatur abheben[6]. Der Widerstand gegen die veralteten, bürgerlichen Werte und Klassengrenzen sollte sich nicht nur über den Inhalt, sondern auch über die sprachliche Form vermitteln. Dementsprechend folgt Grafs frühe Lyrik dem Expressionismus, über den Graf schließlich zu der kraftvollen, bildhaften Sprache fand, die auch seine Prosa prägt.

Das Gedicht „Den Kommenden"[7] aus dem Band *Die Revolutionäre* zeigt sowohl inhaltlich als auch sprachlich beispielhaft Grafs Kunstauffassung. Gespickt mit Wortschöpfungen wie „hellhinstürmend", „fernseherisch", „entschunden" oder „Schwächlingswort", appellativ und ohne ein erkennbares Reimschema, beschreibt es optimistisch die Erneuerung der Gesellschaft im Sinne des Sozialismus. Auch das Gedicht „Spruch"[8] aus dem Band *Amen und Anfang* lässt in Ausdrücken wie „frohnüberbürdet", „wachwund" oder „Söldling" die expressionistische Prägung der Grafschen Lyrik deutlich werden. Der Anfangssatz „Manchmal kommt es, dass wir Mörder sein müssen/ Denn Demut hat uns alle nur geschändet" rechtfertigt im Sinne Michail Bakunins „Propaganda der Tat" die Gewalt als Mittel des Widerstands gegen das herrschende politische System.

Die Revolutionäre (1918) und *Amen und Anfang* (1919) weisen auf das gemeinsame Schicksal von Arbeitern, Armen und Außenseitern hin, um die von der

---

6 Vgl. Graf, Oskar Maria: Mühsams „Brennende Erde". In: Viesel, Hansjörg: Literaten an der Wand. Die Münchner Räterepublik und die Schriftsteller. Frankfurt am Main: Büchergilde Gutenberg 1986, S. 146–147. Hier S. 147.

7 Vgl. Graf, Gedichte, S. 20.

8 Vgl. Graf, Gedichte, S. 55.

bürgerlichen Welt Verachteten[9] zu verbrüdern, Unruhe unter ihnen zu stiften und ihr Klassenbewusstsein zu stärken. So weist Grafs frühe Lyrik auf der Inhaltsebene bereits voraus auf die proletarisch-revolutionäre Dichtung.

Das expressionistische Pathos verklingt mit der Sammlung *Gedichte eines unbekannten jungen Mannes* zugunsten einer möglichst realistischen Darstellung von Arbeiterschicksalen oder anderen, von der proletarisch-revolutionären Dichtung favorisierten Themen. Besonders gut zeigen dies die Gedichte „Anno 1919" und „Besinnt euch nicht …", die unter den Titeln „Wehrlos während des Wiener Aufstandes" und „Aufruf" auch in der Sammlung *Gedichte im Exil 1933–41* enthalten sind. In einfacher Sprache und eingängigen Kreuzreimen vermittelt „Anno 1919" das Schicksal und die Rolle des Arbeiters innerhalb der aktuellen Herrschaftsverhältnisse, „Besinnt euch nicht …" ruft klassenbewusst auf zur Aktion gegen diese: „Besinnt euch nicht, nun ladet das Gewehr! / [...] / Geduld ist Sünde! Mitleid ist Verbrechen! / Genossen, denkt, was uns geschah! / Jahrhunderte sind jetzt zu rächen. / Proleten rechnet ab, der Tag ist da!" Bezeichnend ist, dass die Aussage der Gedichte innerhalb von etwa fünfzehn Jahren nicht an Gültigkeit verloren hat und sowohl im Kontext der gescheiterten Revolution von 1918/19 funktioniert, als auch 1934, als das austrofaschistische Regime Dollfuß den Aufstand des sozialdemokratischen Republikanischen Schutzbundes in Wien niederschlug. Diese Tatsache unterstreicht die Notwendigkeit einer Revolutionierung des bestehenden politischen Systems zugunsten der sozialistisch geprägten Erneuerung der Gesellschaft, wie sie Grafs Werk forderte.

Ein weiterer Ausdruck des Widerstands ist ein Furor, der über die Jahrzehnte hinweg in Grafs Gedichten mitklingt. Die Anklage der Herrschenden aus einer ungefilterten Wut heraus wird zum Beispiel in dem 1928 in der Zeitschrift *Der Schacht* erschienenen Gedicht „Ach ein Hund sein …!" deutlich. Hier bleibt die bestehende Gesellschaftsordnung alternativlos, es geht weniger darum, differenziert für eine andere zu argumentieren, als dem Status Quo durch ironische Überhöhung den Spiegel vorzuhalten.

Der unveröffentlichte Zyklus *Worte an den Einen* von 1921 bildet eine Ausnahme in Grafs lyrischem Werk. Er ist nicht vorbehaltlos der proletarisch-revolutionären Dichtung zuzuordnen, weil er sich aus nahezu philosophischer Sicht der Erörterung einiger Lebensfragen widmet. Zwar propagieren die meist drei- bis vierseitigen Prosagedichte, die unter anderen mit „Vom Etwas", „Von der Seele" oder „Vom Bittersein" betitelt sind, häufig ähnliche Ideale wie die proletarisch-revolutionäre Dichtung – zum Beispiel die Ablehnung von Klassenunterschieden, der Individualisierung des Einzelnen, des Kapitalismus, sowie

---

9 Vgl. Kummer, Erwin: Der Aufbruch zum neuen Menschen. Grafs frühe Gedichte. In: Arnold, Heinz Ludwig (Hrsg.): Oskar Maria Graf. München: edition text+kritik 1986, S. 110–119. Hier S. 115.

die Notwendigkeit der Erneuerung der Gesellschaft – doch entspricht ihre Form keineswegs den Prinzipien der Arbeiterlyrik. Die verschachtelten Sätze und die schwer beziehungsweise gar nicht nachvollziehbare Herleitung der Thesen über teils nihilistische, teils sozialistische Grundsätze widersprechen dem Postulat der realistischen Darstellung der historischen Verhältnisse sowie dem Grundsatz, allgemein verständlich zu schreiben. In Anbetracht der Tatsache, dass dieser Zyklus dem Literaturprofessor Roman Wörner gewidmet ist, lässt sich mutmaßen, dass er möglicherweise aus dem Bedürfnis heraus entstand, dem Mentor und Förderer die Ziele und Grundsätze der Arbeiterbewegung intellektuell aufbereitet zu präsentieren. Es ist nicht überliefert, ob Wörner diesen Zyklus überhaupt jemals zu lesen bekommen hat.

Mit der Hinwendung zur Prosa in den 1920er Jahren entwickelte Graf seine Kunstauffassung weiter in Richtung einer Subgattung des Realismus, die seit dem Ersten Allunionskongress der Sowjetschriftsteller im Jahr 1934 in Moskau, an dem Graf auch teilgenommen hat, als Sozialistischer Realismus bezeichnet wird. In seinem Aufsatz „Antwort an einen und viele Genossen", der 1930 in der *Linkskurve* erschienen ist, setzt er sich nicht mehr mit der Sprache als Medium revolutionärer Zwecke auseinander, sondern unterstreicht die Notwendigkeit der realistischen Darstellung der sozialen, politischen und historischen Verhältnisse:

> [...] denn mir kam und kommt es immer beim Schreiben darauf an, den Menschen so darzustellen, wie er in Wirklichkeit ist, mit seinen Schwächen, seinem Dreck, seiner Verlogenheit und all seinen inneren und äußeren Hemmnissen. Was ist denn letzten Endes Sinn und Zweck der Literatur? [...] Tendenz hin, Tendenz her. Literatur ist: das Wissen um den Menschen und das Wissen um alle Hintergründe der Welt vermehren.[10]

Vorher betont Graf in diesem Aufsatz noch, er „schreibe ja nicht für Kritiker, Dichterkollegen und Intellektuelle, sondern für das Volk"[11]. Damit entspricht Grafs Kunstauffassung um 1930 weitgehend der Bert Brechts vom Sozialistischen Realismus, wie er sie in den Aufsätzen „Volkstümlichkeit und Realismus"[12] und „Über den Sozialistischen Realismus"[13] präsentiert hat.

Die „neuen Texte für alte Melodien" in der Sammlung *In den Wind gesprochen. Nachlese neuer Gedichte aus dem Exil 1941–42* reflektieren sowohl die Auffassung von Literatur als politischer Waffe als auch ganz deutlich die Überzeu-

---

10 Graf, Oskar Maria: Antwort an einen und viele Genossen. In: Viesel (Hrsg.), Literaten an der Wand, S.155 f.
11 Graf, Oskar Maria: Antwort. In: Viesel (Hrsg.), Literaten an der Wand, S. 155. Der Begriff „Volk" ist bei Graf als „die breite Masse" zu lesen und entsprechend seiner anarchistischen Prägung nicht nationalistisch definiert.
12 Brecht, Bertolt: Volkstümlichkeit und Realismus. In: Raddatz, Fritz J. (Hrsg.): Marxismus und Literatur. Eine Dokumentation in drei Bänden (Band II). Reinbek: Rowohlt 1969, S. 99–104.
13 Brecht, Bertolt: Über sozialistischen Realismus. In: Ders.: Gesammelte Werke, Band 19. Frankfurt a. M.: Suhrkamp 1967, S. 547–549.

gung, dass diese am besten eingesetzt werden könne, wenn sie kurz und prägnant, in einem eingängigen Rhythmus verfasst ist. So fordert zum Beispiel der Text „An die deutschen Soldaten" die Angehörigen der Wehrmacht zur Melodie von „Brüder zur Sonne, zur Freiheit" dazu auf, ihre Waffen niederzulegen und nicht länger für die Hitler-Diktatur zu kämpfen. Einen ähnlich volksliedhaften Charakter haben auch die anderen, in *Gedichte aus dem Exil 1933–41* und *In den Wind gesprochen. Nachlese neuer Gedichte aus dem Exil 1941–42* versammelten Erstfassungen.

Vor allem die Gedichte „Schlichter Zuspruch" aus der ersten und „Abwehr" aus der zweiten Sammlung der Gedichte aus dem Exil bringen in einem unkomplizierten Rhythmus knapp und ohne Pathos das Schwanken zwischen Hoffnung und Resignation in einer düsteren Zeit, die Notwendigkeit der Solidarität zwischen den politisch Verfolgten sowie den Widerstand gegen die Akzeptanz der gesellschaftspolitischen Zustände auf den Punkt. Dabei benennen sie keine bestimmte politische Situation, was ihrer Aussage eine gewisse Grundsätzlichkeit verleiht. Dementsprechend wurde „Schlichter Zuspruch" unter dem Titel „Zuruf" bis in die 1960er Jahre hinein immer wieder in Zeitschriften, Zeitungen und Anthologien abgedruckt, „Abwehr" erschien in so verschiedenen Blättern wie der Exilzeitschrift *Freies Deutschland* (1942) und der regionalen Tageszeitung *Badische Neueste Nachrichten* (1954). Ähnlich verhält es sich mit dem Gedicht „Verbrüderung", das bereits für die Sammlung *Gedichte eines unbekannten jungen Mannes* (1919) vorgesehen war, aber ab 1934 unter den Titeln „Gib mir, Genosse, deine Hand" und „Zuversicht" in verschiedenen Zeitschriften und Anthologien erschien. Die Exilzeitung *Das andere Deutschland* in Buenos Aires druckte es sogar zweimal (1940 und 1943).

Die Dringlichkeit des politischen und sozialen Auftrags der Literatur als Mittel im Kampf gegen den Faschismus vermitteln nicht nur die vielen Romane[14] und Gedichte, die zwischen 1933 und 1945 entstanden und erschienen sind, sondern auch die Zeitschrift *Neue Deutsche Blätter*, die Graf von 1933 bis 1935 zusammen mit Wieland Herzfelde und Anna Seghers herausgab. Im Geleitwort der ersten Ausgabe ist die Aufgabe des Schriftstellers ganz im Sinne des Sozialistischen Realismus definiert:

> Wer schreibt, handelt. Die *Neuen Deutschen Blätter* wollen ihre Mitarbeiter zu gemeinsamen Handlungen zusammenfassen und die Leser im gleichen Sinn aktivieren. Sie wollen mit den Mitteln des Dichterischen und kritischen Worten den

---

14 *Der Abgrund* (entstanden 1933–34; veröffentlicht bei Malik, London, 1936); *Anton Sittinger* (entstanden 1933–35; veröffentlicht bei Malik, London, 1937); *Das Leben meiner Mutter* (entstanden 1927–40, in englischer Übersetzung veröffentlicht bei Aurora, New York, 1940, deutsche Erstausgabe veröffentlicht bei Desch, München, 1949); *Er nannte sich Banscho* (entstanden 1941–42; veröffentlicht bei Aufbau, Berlin, 1964); *Die Erben des Untergangs* (entstanden 1941–47, unter dem Titel *Die Eroberung der Welt* veröffentlicht bei Desch, München, 1949); *Unruhe um einen Friedfertigen* (entstanden 1943–46, veröffentlicht bei Desch, München, 1949).

Faschismus bekämpfen. In Deutschland wüten die Nationalsozialisten. Wir befinden uns im Kriegszustand. Es gibt keine Neutralität. Für niemand. Am wenigsten für den Schriftsteller. [...] Wer, erschreckt und betäubt von den Ereignissen, in ein nur privates Dasein flieht, wer die Waffe des Wortes als Spielzeug oder Schmuck verwendet, wer abgeklärt resigniert – der verdammt sich selbst zu sozialer und künstlerischer Unfruchtbarkeit und räumt dem Gegner das Feld [...]. Wir wollen den Prozeß der Klärung, der Loslösung von alten Vorstellungen, des Suchens nach dem Ausweg durch gemeinsame Arbeit und kameradschaftliche Auseinandersetzung fördern und vertiefen.[15]

Die Lyrik Grafs nach dem Zweiten Weltkrieg unterscheidet sich stark von den Gedichten, die in den Jahren 1933 bis 1945 entstanden sind. Sie reflektiert gesellschaftspolitische Zustände nicht durch Kritik oder direkte Bezugnahme, sondern beschreibt vor dem historischen Hintergrund der atomaren Bedrohung, der wachsenden Umweltzerstörung und Massenaufrüstung die Einheit zwischen Mensch und Natur. Die sinnlichen und gleichnishaften Gedichte aus dem etwa ab 1948 entstandenen und 1954 erschienenen Zyklus *Der ewige Kalender* metaphorisieren in dieser Einheit eine auf gegenseitigem Respekt und Hilfe basierende Gesellschaftsordnung[16], sie sind kontemplative Stilleben, Utopien einer Welt der Ruhe und des Friedens, wie zum Beispiel „Herbst". Sie entziehen sich in ihrer stillen Beobachtung der Jahreszeiten dem herrschenden politischen Diskurs und liefern damit einen Gegenentwurf dazu.

In Grafs 1962 anonym veröffentlichter Lyriksammlung *Altmodische Gedichte eines Dutzendmenschen* finden sich viele Werke aus den frühen Sammlungen *Amen und Anfang* sowie *Gedichte eines unbekannten jungen Mannes* in überarbeiteter Form wieder. Durch eine Veränderung des Textes oder teilweise auch nur des Titels ist die Aussage des Gedichts jedoch nun eine völlig andere als in seiner ursprünglichen Fassung. Auch in diesem Zusammenhang ist eine Hinwendung zur Naturlyrik festzustellen, wie das Beispiel „Friedenslandschaft" zeigt. Unter dem Titel „Friede" ist es in *Amen und Anfang* zu finden und im Kontext dieses Bandes, der vor dem Hintergrund der Revolution entstanden und veröffentlicht worden ist und die Erneuerung der Gesellschaft durch die Hinwendung des Einzelnen zum sozialistischen Wir beschreibt, eindeutig als politisches Gedicht zu lesen. In der späten Anthologie *Altmodische Gedichte eines Dutzendmenschen* bleibt der Text bis auf wenige Stellen derselbe, doch trägt das Gedicht hier den Titel „Friedenslandschaft" und ist dem Kapitel „Im Jahrlauf" untergeordnet. Durch seine Positionierung innerhalb des Gedichtbandes sowie durch die veränderte Überschrift verliert es seinen metaphorischen Charakter und liest sich als die poetische Beschreibung einer abendlichen Landschaft.

---

15 Graf, Oskar Maria/Herzfelde, Wieland/Seghers, Anna: Rückblick und Ausblick. In: Neue deutsche Blätter. Monatsschrift für Literatur und Kritik, 1. Jahr/Nr. 1 (1933), S. 1–2. Hier S. 1.
16 Vgl. Kraft, Thomas: Nachwort des Herausgebers. In: Ders. (Hrsg.): Oskar Maria Graf. Ich schwebe von Dingen geschaukelt und lebe mich wund. Ausgewählte Gedichte. München: List 1996, S. 93–111. Hier S. 105.

Doch beziehen sich einige Gedichte der Sammlung auch auf den konkreten politischen Kontext, der 1962 geprägt ist vom Kalten Krieg und der daraus resultierenden Kuba-Krise. „Absage an den Krieg" argumentiert aus anarchistischer Sicht für den Frieden, indem es „Vaterland und stolze Ehren" als „große Lüge" und die Herrschenden – „beflissne Priester" und „Bankherrn" – als die Profiteure eines jeden Krieges entlarvt. Es macht deutlich, dass Staaten und Nationen bloße Konstrukte sind und der so genannte Feind in Wahrheit der „namenlose Bruder" ist.

Das Lachen als Moment des Widerstands und zivilen Ungehorsams fehlt in Grafs Gedichten gänzlich. Es ist der Humor, der sich doch in den Romanen wie *Wir sind Gefangene* oder *Gelächter von außen* oder in den Erzählungen, wie sie *Das Bayerische Dekameron* oder *Das Notizbuch des Provinzschriftstellers Oskar Maria Graf 1932* versammelt, als die schlagkräftigste Waffe gegen die bestehende Ordnung erweist. Denn Lachen ist – genauso wie Weinen oder Schreien – ein Ausdruck von Unbeherrschtheit und damit ein Feind aller Herrschaft[17]. Graf hat in seinen Romanen das Lachen als Protestform kultiviert. Statt Ideologie zu wettern, lachen seine Figuren die Vertreter der Macht einfach aus und entlarven dieselben dadurch in ihrer profanen Lächerlichkeit oder ignorieren lachend moralische und gesellschaftliche Konventionen.

Grafs Gedichte wirken ernsthafter und besonnener als seine Prosawerke. Das mag daran liegen, dass er selbst ein „leidenschaftlicher Lyrikleser"[18] war und in Bezug auf seine eigenen Gedichte „eine geradezu panische Angst vor der Banalität" hatte und „auch nicht reimen im üblichen Sinn"[19] könnte, wie er in einem Brief an Gustav und Else Fischer aus dem Jahr 1948 bekannte.

Wie auch seine Prosawerke haben Oskar Maria Grafs Gedichte agitatorischen Charakter, sie sind Anleitungen zum Widerstand gegen politische Repression und Verfolgung, Krieg, Umweltzerstörung, das bestehende Gesellschaftssystem. Die zeitlose Kritik dieser Zustände zugunsten der Etablierung politischer Alternativen ist die Essenz der Lyrik Grafs.

---

17 Vgl. Stollmann, Rainer: Lachen, Denken und Oskar Maria Graf. In: Dittmann, Ulrich/Dollinger, Hans (Hrsg.): Oskar Maria Graf Jahrbuch 1994/95. München: List 1995, S. 43–56. Hier S. 44.
18 Oskar Maria Graf am 14.01.1945 an Kurt Kirsten. In: Bauer/Pfanner (Hrsg.): Briefe, S. 184.
19 Oskar Maria Graf am 01.06.1948 an Gustav und Else Fischer. In: Bauer/Pfanner (Hrsg.): Briefe, S. 210.

Bibliografische Nachweise:

Bauer, Gerhard/ Pfanner, Helmut F. (Hrsg.): Oskar Maria Graf in seinen Briefen. München: Süddeutscher Verlag 1984.

Brecht, Bertolt: Volkstümlichkeit und Realismus. In: Raddatz, Fritz J. (Hrsg.): und Literatur. Eine Dokumentation in drei Bänden (Band II). Reinbek: Rowohlt 1969, S. 99–104.

Brecht, Bertolt: Über sozialistischen Realismus. In: Ders.: Gesammelte Werke Band 19. Frankfurt am Main: Suhrkamp 1967, S. 547–549.

Graf, Oskar Maria: „Manchmal kommt es, dass wir Mörder sein müssen ..." – Gesammelte Gedichte. Hrsg. von Katrin Sorko. Berlin: Matthes & Seitz 2007.

Graf, Oskar Maria: Mühsams „Brennende Erde". In: Viesel, Hansjörg: Literaten an der Wand. Die Münchner Räterepublik und die Schriftsteller. Frankfurt am Main: Büchergilde Gutenberg 1986, S. 146–147.

Graf, Oskar Maria: Antwort an einen und viele Genossen. In: Viesel (Hrsg.), Literaten an der Wand, S. 155–156.

Graf, Oskar Maria/Herzfelde, Wieland/Seghers, Anna: Rückblick und Ausblick. In: Neue deutsche Blätter. Monatsschrift für Literatur und Kritik, 1. Jahr/ Nr. 1 (1933), S. 1–2.

Graf, Oskar Maria: Nachschrift zu „Verbrennt mich" (1960). In: Dollinger, Hans (Hrsg.): Das Oskar Maria Graf Lesebuch. München: List 1993, S. 83–84.

Kaufmann, Ulrich/ Ignasiak, Detlef (Hrsg.): Oskar Maria Graf. Briefe aus New York an seinen Rudolstädter Verleger Karl Dietz 1950–1962. München: Peter Kirchheim 1994.

Kummer, Erwin: Der Aufbruch zum neuen Menschen. Grafs frühe Gedichte. In: Arnold, Heinz Ludwig (Hrsg.): Oskar Maria Graf. München: edition text+kritik 1986 S. 110–119.

Luitpold, Josef [Pseudonym]: Das Sternbild. Gedichte eines Lebens. Band 5 der gesammelten Werke. Wien: Europaverlag 1967.

Stollmann, Rainer: Lachen, Denken und Oskar Maria Graf. In: Dittmann, Ulrich/ Dollinger, Hans (Hrsg.): Oskar Maria Graf Jahrbuch 1994/95. München: List 1995, S. 43–56.

Oskar Maria Graf

Besinnt euch nicht …

Besinnt euch nicht, nun ladet das Gewehr!
Es fängt der letzte Krieg sein Wesen an.
Wir sind das ungezählte Riesenheer,
das sich nur selbst befreien kann.

Geduld ist Sünde! Mitleid ist Verbrechen!
Genossen denkt, was uns geschah!
Jahrhunderte sind jetzt zu rächen.
Proleten rechnet ab, der Tag ist da!

Was liegt daran, wenn Du und ich verbluten?
Einer ist nichts, wir alle sind der Sieg!
Zerstampft die Bestien mit den Henkersknuten!
Uns alle Macht! Und dann: „Nie wieder Krieg!"

Greift an, ihr Armen, ihr gedruckten Knechte!
Wer hat denn je nach eurer Qual gefragt
und nach dem Frieren eurer kalten Nächte?
Nun rastet nimmer, bis der letzte Feind verjagt.

Wie eine Mauer stehn wir, Mann für Mann.
Das Herz voll heißem Hass, den Magen leer.
Es fängt der letzte Krieg sein Wesen an,
besinnt euch nicht und ladet das Gewehr.

(Aus: Gedichte eines unbekannten jungen Mannes, 1919/20)

Oskar Maria Graf

An die deutschen Soldaten
(Melodie „Brüder zur Sonne.")

Brüder, hört mich noch einmal,
ehe der Rasen Euch deckt!
Wehret Euch gegen das Kainsmal,
das Euch für immer befleckt!

Vielleicht in die Winde gesprochen
sind meine Worte nur.
Denn zerfetzt und zerbrochen
fault ihr dahin ohne Spur.

Was ist aus Euch doch geworden,
seit Euch die Henker bedrohn?
Schamlos, gleich Stans Kohotten
treiben sie Euch in die Frohn!

Hebt Eure Herzen und Waffen
gegen das Otterngezücht!
Stürmt, die Tyrannen zu strafen,
dass diese Schmach jäh zerbricht!

Brüder im Süden und Norden!
Kämpfer, wo immer ihr seid!
Freiheit kann man nicht morden!
Nützet den Tag und die Zeit!

Volk in der Heimat und Ferne,
auf dich wartet die Welt.
Dass jeder Mensch wieder lerne,
wie man den Frieden erhält.
Niemals ist Krieg und Zerstörung
Ziel, drin die Menschheit verhaucht!
Zukunft ist stille Bewährung,
die jeden Einzelnen braucht …

(Aus: In den Wind gesprochen. Nachlese neuer Gedichte aus dem Exil, 1941 bis 1942, Entstehungsvermerk: New York City, 14. März 1942)

Oskar Maria Graf

Absage an den Krieg

Und Menschen nehmen immer wieder die Gewehre
und ziehen gegen irgendeinen Feind,
denn Friede ist für die nur eine faule Leere,
in der das Heldentum zu welken scheint.
Sie folgen jedem, der sich gegen ihn verbündet,
und sind nur glücklich, wenn der Mord sie eint
in jener Art, die sie von jeder Schuld entbindet.
Wie über Nacht scheint jedem der Verstand genommen,
und alle schließen hassverzehrt das mahnende Gewissen
wehrlos und feig in ihren Hirnen ein,
wenn sie auf ihre namenlosen Brüder schießen.
Was ist das nur? Wie kann das sein?
Was ist denn über uns gekommen,
dass keiner schreit: „Das darf nicht sein!"

Ach, jeder fürchtet sich im allgemeinen Plärren
und hält sich viel zu schwach und klein
vor dieser großen Lüge: Vaterland und stolze Ehren.
Und alle sagen plötzlich: „Krieg muss sein."
Beflissne Priester segnen ihn auf den Altären,
und alle Bankherrn ziehn ihn in ihren Handel ein,
und jeder Wicht münzt sein erbärmliches Betrogensein
in Pflichterfüllung um und männliches Bewähren,
bis er als Leiche stinkt, bis er zum Krüppel wird,
die Beine weg, die Arme weg, auf seiner Brust die Orden
und jeden Morgen auf ein Wägelchen geschnürt,
davor die Schachtel Bleistifte in allen Sorten.
Und er erträgt's. Er kann sich nichts erklären
und siecht dahin und stirbt vergessen und allein. –

Wer schöpft das aus? Warum wird keiner je beklommen,
wenn er an einer Wiege steht vor seinem Kind?
Wann endlich wird ihn solch ein Grauen überkommen,
dass ihm das Wort erstirbt, das Blut gerinnt,
wenn er dies durchdenkt bis ins letzte Schudigsein:
Von fern her hört man scharenweise Bomber brummen,
und manchmal hüllt ein Rauch sie ein im hohen Wind.
Ein ganzer Landstrich schwelt in giftvermengten Flammen,

und abertausend Menschen kratzen schreckensblind
sich mit den blutig-bloßen Händen in die Erde ein.
Sie sind wie du, dein Kind und ich, wenn sie im leeren
und ausgebrannten Elend hilflos wie die Tiere schrein.
Wer will uns da noch frech den Widersinn verklären,
als ob dies Grausige verdiente einen Glorienschein? –

Denk an den Einsamen, o Freund im Ungefähren,
wenn alle haltlos sinken ins Verlorensein.
Er zaudert nicht und geht den bitterschweren
und oft verstellten Weg ganz unbeirrt allein,
und hundertmal stockt ihm der Atem in der Brust,
wenn jene Mörder, die der Blutgeruch entzündet,
losbrechen in die dunkelste Barbarenlust.
Er sagt nur „Nein!", wenn eine ganze Welt verkündet,
dass Raub, Gewalt und Massenmord zu unserm Ruhme sind
und als ein ewiges Gesetz ins Völkersein gehören.
Ihn machen Drohung und Geschwätz nicht blind,
und keine noch so großen Siege können ihn betören.
Er sieht in einer Wiege nur ein zartes Kind und weiß,
daß, so wie er, es Ungezählte spüren,
wofür wir dieser Welt gegeben sind.

(Aus: Altmodische Gedichte eines Dutzendmenschen, 1962)

Holger Pils

Aufrufe zum Widerstand?

Thomas Mann um 1930

Auf seine eigene Art ist ein Aufsatz von Walter Boehlich aus dem Jahr 1976 wirkungsmächtig geblieben.[1] Er beschäftigt sich mit dem bis auf den heutigen Tag vielleicht umstrittensten Aspekt des Thomas-Mann-Bildes, dem schier unerschöpflich erscheinenden Thema „Thomas Mann und die Politik".[2] Geblieben ist von Boehlichs Aufsatz eigentlich nur die Überschrift: „Zu spät und zu wenig". Das ist gewissermaßen das Fazit, zu einem publizistischen Klischee geworden und häufig wiederholt, aber mittlerweile als negativer Bezugspunkt in der Debatte auch ebenso häufig widerlegt.[3] Das Bild vom politischen Thomas Mann ist differenzierter geworden – und auch unübersichtlicher, das ist der Preis. Dennoch lohnt sich der Blick auf Boehlichs Aufsatz, um so – das ist dann wiederum rezeptionsgeschichtlich interessant – nachzuvollziehen, wie es zu diesem Urteil „Zu spät und zu wenig" gekommen war.

Auf den ersten 12 von 16 Seiten beschäftigt sich Boehlich mit Thomas Manns „bourgeoiser" Herkunft, mit den *Betrachtungen eines Unpolitischen* und mit seiner öffentlich vollzogenen Wendung hin zu einem Bekenntnis zur Republik 1922, die in der Tat interpretationsbedürftig ist. Er zitiert dann nach einem unvermittelten Sprung die *Rede vor Arbeitern in Wien* 1932 auf *einer* Seite, also eine Rede, die sage und schreibe *zehn* Jahre später gehalten wurde, als, so Boehlich, „der Faschismus vor der Tür stand",[4] und widmet sich dann noch auf zweieinhalb Seiten dem, so könnte man sagen, lauten Schweigen der ersten drei Exiljahre, das „Thomas Manns antifaschistische Reputation belastet"[5] hat, sowie den dann aus dem amerikanischen Exil übermittelten Reden *Deutsche Hörer*, die, so

---

1 Boehlich, Walter: Zu spät und zu wenig. Thomas Mann und die Politik, in: Thomas Mann, 2. Aufl., München 1982 (TEXT + KRITIK Sonderband), S. 45–60 [zuerst 1976].

2 Als wichtige Titel zum Thema seien genannt: Sontheimer, Kurt: Thomas Mann und die Deutschen, München 1961; Fest, Joachim: Die unwissenden Magier. Über Thomas und Heinrich Mann, Frankfurt/Main 1993 [zuerst Berlin 1985]; Görtemaker, Manfred: Thomas Mann und die Politik, Frankfurt/Main 2005; Vaget, Hans Rudolf: Ein unwissender Magier? Noch einmal der politische Thomas Mann, in: Vom Nachruhm. Beiträge zur Lübecker Thomas-Mann-Festwoche 2005, hrsg. von Ruprecht Wimmer und Hans Wißkirchen (TMS XXXVII), Frankfurt/Main 2007, S. 131–152; Gut, Philipp: Thomas Manns Idee einer deutschen Kultur, Frankfurt/Main 2007. Für die politische Rezeption: Goll, Thomas: Die Deutschen und Thomas Mann. Die Rezeption des Dichters in Abhängigkeit von der politischen Kultur Deutschlands 1898–1955, Baden-Baden 2000.

3 Vgl. zum Beispiel: Kurzke, Hermann: Thomas Mann. Das Leben als Kunstwerk, München 1999, S. 354.

4 Boehlich, S. 57.

5 Vaget, Hans Rudolf: Thomas Mann-Kommentar zu sämtlichen Erzählungen, München 1984, S. 224.

Boehlich, „den Faschismus mit denselben Mitteln beschimpften, mit denen er [Thomas Mann] die Republik verklärt hatte".[6]

Dazu gäbe es nun manches zu sagen; es möge der Hinweis darauf genügen, wie manipulativ diese Argumentation des „Zu spät und zu wenig" war, da sich das „Zu spät" auf das Einsetzen der Exilpublizistik 1936/37 genauso bezieht wie auf die zitierte *Rede vor Arbeitern in Wien*. 1932. Ja, das wäre spät gewesen. Aber diese Rede markiert eben das vorläufige Ende einer Phase engagierten publizistischen Engagements am Ende der Weimarer Republik; sie hat ihre Voraussetzungen und Vorläufer in der Zeit seit 1922; setzt dann 1927/28 mit den Aufsehen erregenden Debatten um die Neuausgabe der *Betrachtungen eines Unpolitischen*, die Diskussion um den Artikel *Thomas Manns Kotau vor Paris* in der *Berliner Nachtausgabe* und mit dem so genannten Flieger-Streit ein,[7] und markiert ganz sicher einen Höhepunkt in Thomas Manns politischer Publizistik. Und zwar zu einer entscheidenden Zeit, als es auf solche Wortmeldungen ankam, weil die Situation offen war.

Ich möchte den Blick auf diese Zeit lenken, das Jahrfünft vor der Machtübernahme durch die Nationalsozialisten, und dabei unser Tagungsthema „Leben zwischen Gewalt und Widerstand" nicht aus den Augen verlieren. Zu fragen sein wird also,

- wie Thomas Mann den wachsenden Nationalsozialismus in seinen Essays und Reden als Bedrohung analysierte;

- wozu er Hörer und Leser aufrief;

- ob diese Position in ihrem kommunikativen Kontext und der Wahrnehmung des Handelnden eine „widerständige" war, und wenn ja:

- wie sie sich mit dem Status der Repräsentanz Thomas Manns vertrug.

- Und schließlich: Welche Rolle spielt der Eindruck von gegenwärtiger und die Bedrohung durch zukünftige Gewalt in diesen Ausführungen – und wie erzeugen sie selbst eine Bedrohung durch Gewalt?

Zentraler Text dieser Phase ist die *Deutsche Ansprache* von 1930.[8] Er sei im Folgenden vorgestellt. Mit Rück- und Ausblick bietet die Rede ein Schlaglicht auf Thomas Manns politische Position 1930 und das Selbstverständnis, mit dem er sie öffentlich machte. Thomas Mann hielt die Rede am 17. Oktober im Berliner Beethoven-Saal, genau dort, wo er auch die Rede zu Hauptmanns Geburtstag

---

6 Boehlich, S. 59.

7 Vgl. *Kultur und Sozialismus* (1927), *Thomas Mann gegen die Berliner Nachtausgabe* (1928) und *Die Flieger, Cossmann und ich* (1928), in: Mann, Thomas: Essays, hrsg. von Hermann Kurzke und Stephan Stachorski, Bd. 3, S. 53–63; 78–84; 96–100. [= Essays 3]. Dazu: Sontheimer, S. 65–68; Kurzke, S. 360–363.

8 Mann, Thomas: Deutsche Ansprache. Ein Appell an die Vernunft, in: Essays 3, S. 259-279. [Erstdruck: Berlin 1930].

1922 *Von deutscher Republik* gehalten hatte. Beide Reden waren für Thomas
Mann selbst Ausnahmeerscheinungen, er schrieb danach an Rudolf Ross:

> Ich bin politisch in meinem Leben nur zweimal hervorgetreten, in Augenblicken,
> wo es mich von innen her dazu drängte, nämlich im Jahre 23 [recte 22], als ich im
> Berliner Beethoven-Saal eine Rede an die Jugend hielt und ihr Vertrauen zur Re-
> publik zusprach, und eben jetzt, wo ich an derselben Stelle meinen Gedanken und
> Sorgen über die gegenwärtige Lage freien Lauf ließ. Wenn diese beiden Aktionen
> einen gewissen Eindruck gemacht haben, so liegt das eben daran, dass sie Aus-
> nahmen in meinem Leben bilden und sich an außerordentliche Momente unseres
> deutschen Schicksals knüpfen, und ich glaube, dass meinesgleichen seine politi-
> sche Meinung entwertet, wenn er sie an jedem Alltag oder sagen wir Jahrestag
> laut werden lässt.[9]

An dieser Aussage 1930 ist einiges bemerkenswert. Zum einen: Thomas Mann
hebt die beiden bisherigen Reden, die einen politischen Titel trugen und als politische Reden mit politischer Wirkungsabsicht vorgetragen wurden, von anderen
Texten, die *auch* politische Botschaften bargen – dort, wo Thomas Mann sie
nicht hätte verlauten lassen *müssen*, wo man sie auch nicht erwartet hatte – ab.
Dazu gehören die Reden über Freud und Lessing, beide von 1929. Dazu gehört
schließlich auch die 1930 erschienene Novelle *Mario und der Zauberer*, die im
Kontext der Reden zu lesen ist und deren politischer Gehalt den Zeitgenossen
nicht verborgen blieb.[10] Das zeigt: In den Jahren um 1930 war Thomas Mann
das politische Geschehen schon so weit zum Problem geworden, dass die Trenn-
linie nicht mehr scharf gezogen wurde. Thomas Mann wertet die großen Reden
der Endzwanzigerjahre gar nicht mehr als „politisches Hervortreten". Weiterhin:
Er sieht einen „außerordentlichen Moment des deutschen Schicksals" gekommen; er sieht den Ernst der Lage. Die Republikrede von 1922 stand unter dem
Eindruck der Ermordung Rathenaus, die *Deutsche Ansprache* unter dem der
Reichstagswahlen vom September 1930, durch die die Nationalsozialisten ihre
Sitze von 12 auf 107 erhöht hatten.

Bemerkenswert schließlich: Die Auffassung, ein solcher Appell wie die *Deutsche Ansprache* könne deswegen besonders wirksam sein, weil die Sparsamkeit
solcher Auftritte besondere Wirkung machte, weil man sich ihrer von Thomas
Mann vielleicht in dieser Form nicht versah, ist nicht vorschnell als Entschuldi-

---

9 Thomas Mann an Rudolf Ross, 24.11.1930, zit. nach: Sprecher, Thomas: „Anfänger im Sozialis-
   mus". Thomas Mann vor dem Exil, in: Thomas Mann in München IV. Vortragsreihe Sommer
   2006, hrsg. von Dirk Heißerer, München 2008 (Thomas-Mann-Schriftenreihe 7), S. 71–109, hier
   S. 84.
10 Auch wenn die politischen Lesarten 1930 sich meist auf die Beobachtungen aus dem faschistischen
   Italien bezogen, ohne eine mögliche Übertragbarkeit der Verhältnisse auf Deutschland zu erörtern.
   Vgl. dazu Hamacher, Bernd: Die Utopie der Mitte. Zum politischen Kontext und zur kulturellen
   Topographie von „Mario und der Zauberer", in: Thomas Manns „Mario und der Zauberer", hrsg.
   von Holger Pils und Christina Ulrich, Lübeck 2010 (Buddenbrookhaus-Kataloge), S. 17–35, hier
   bes. S. 18.

gung für Zurückhaltung in tagespolitischen Fragen abzutun, sondern zumindest bedenkenswert: Sie unterstreicht einerseits die Dringlichkeit und den Schicksalscharakter der Stunde, wie Thomas Mann ihn empfand. *Nur so* gelang es ihm auch, diesem Empfinden überzeugenden Ausdruck zu verleihen. Andererseits zeigt ein Blick auf die Resonanz, dass die detaillierte Bewertung der politischen Aussagen Thomas Manns in ihrer Wirkung hinter der Symbolkraft des Entschlusses, sich als Schriftsteller *überhaupt* zu Wort zu melden, zurücksteht.[11] Das war kalkulierte Wirkung, die Thomas Mann selbst inszenierte:

Er frage sich, ob es „auch nur anständig und irgendwie vertretbar sei, unter den heutigen Umständen nach Berlin zu kommen, um ein Romankapitel vorzulesen"[12] und dann mit Lob und Tadel wieder abzureisen. Die Antwort lautete: Nein. Politik musste das Thema sein. Thomas Mann legte sodann seine Deutung des Nationalsozialismus vor, die sich – anders als meist zuvor bei ihm – nicht *nur* auf die üblichen Autoritäten stützt und geistesgeschichtliche Konstruktionen bietet, denen zuweilen schwer zu folgen war. In dieser Hinsicht ist die Rede auch so ganz anders als die „Ausnahme" von 1922: Da hatte Thomas Mann mit großem rhetorischen Aufwand eine Anbindung der jungen und von rechts gefährdeten Republik an die deutsche Romantik unternommen, um sie der national gesinnten Jugend – ja, man möchte sagen, unterzuschieben. Die Konstruktion verrät so viel intellektuellen Aufwand, dass es scheint, als müsse Thomas Mann sich erst selbst davon überzeugen, das zu glauben, was er da sagte. Anders in der *Deutschen Ansprache*. Die Analyse des Nationalsozialismus beschränkt sich hier nicht auf eine ästhetische und geistesgeschichtliche Deutung allein, sondern verbindet diese mit ziemlich genauen Beobachtungen zur politischen Situation.

Am Anfang steht bezeichnenderweise die wirtschaftliche Situation. Mann beobachtet eine „neue Welle wirtschaftlicher Krisis", die die „politischen Leidenschaften" aufwühle. Die Weltwirtschaftskrise sei schuld, und im deutschen Fall: die „archaische und blinde Tributpolitik der den Frieden diktierenden Staaten." (260) Man müsse kein „materialistischer Marxist sein, um zu begreifen, daß das politische Fühlen und Denken der Massen weitgehend von ihrem wirtschaftlichen Befinden bestimmt wird, dass sie diese in politische Kritik umsetzen […]. Es heißt wohl zuviel verlangen, wenn man von einem wirtschaftlich kranken Volk ein gesundes politisches Denken fordert." (260 f.) In diesem Sinne begrüßt Mann die jüngste Finanzreform der Reichsregierung, moniert aber, sie ginge nicht weit genug: Sie habe denen nichts zu bieten, „die mit Augen voller Grauen den nächsten Monaten, diesem Winter der Arbeitslosigkeit, der Aussperrung,

---

11 Hier wird mit Blick auf die zeitgenössische Rezeption eine These wiedergegeben, die sich in der Forschung auf die Repräsentanz-Strategien Thomas Manns bezieht. Vgl. Ansel, Michael/Friedrich, Hans-Edwin/Lauer, Gerhard: Hybride Repräsentanz. Zu den Bedingungen einer Erfindung, in: Die Erfindung des Schriftstellers Thomas Mann, hrsg. von Michael Ansel, Hans-Edwin Friedrich und Gerhard Lauer, Berlin/New York 2009, S. 1–34, hier S. 6.
12 *Deutsche Ansprache*, S. 259. Im Folgenden Zitatnachweise im Fließtext.

des Hungers und des Untergangs entgegenstarren [...]". Auch Thomas Mann bietet keine wirtschaftspolitische Lösung, vielmehr appelliert er, die politischen Folgen nicht zuzulassen, und er appelliert an die „Kraft der Gemeinschaft". Das Volk sei „zerrissen und zerspalten", der Hass sei das „kranke Erzeugnis der Not" (261), in diesem Moment sei Besinnung gefordert. Zu ihr möchte er beitragen, sie sei ihm „noch immer etwas Deutscheres" als die „schrille Parole des Fanatismus" (262).

So sehr Thomas Mann die materiellen Ursachen des politischen Kampfes benennt, so wenig reichen sie ihm aus, das Anwachsen des Nationalsozialismus zu erklären. Mit der wirtschaftlichen Not wäre allein das Erstarken des Kommunismus zu erklären, es ist in diesem Sinne verständlich. Nicht aber das des Nationalsozialismus. Hier wird ein entscheidender Unterschied benannt. Der Nationalsozialismus ist Ausdruck eines „Seelenzustandes", der außen- und innenpolitische „Leidensmomente" (263) und „Reizungen" (265) als Ursache hat. Der Versailler Vertrag werde als Ungerechtigkeit empfunden, als welche auch Thomas Mann ihn empfindet. Umso mehr würdigt er die außenpolitischen Bemühungen republikanischer Politiker, die auf eine Milderung der Bedingungen hingewirkt hätten. Innenpolitisch werde das parlamentarische System als dem deutschen Volk wesensfremd angesehen. Thomas Mann konzediert: „Diese Sorgen einer volkspersönlichen, politischen Sittlichkeit sind umso quälender, als im Grunde niemand konkrete Vorschläge zu Richtigeren und Angemesseneren zu machen weiß." Es gelte also aus dem „Historisch-Überlieferten das Persönlichste und damit Beste zu machen" (265). Womit er wiederum eingesteht: auch er nicht. Keine Alternative sei die Diktatur einer Klasse, wie in der Sowjetunion; keine Alternative sei der Faschismus in Italien. Bei seiner Analyse der wirtschaftlichen, außen- und innenpolitischen Ursachen des erstarkenden Nationalsozialismus kommt Thomas Mann seinen Zuhörern jeweils bis zu einem gewissen Punkt rational-verstehend entgegen – um dann jeweils die faschistische Alternative des Platzes zu verweisen.

Zu diesen drei Punkten kommt nun aber ein vierter, bei dem das *Verständnis* Thomas Manns endet – weil er ihn am besten *versteht*: bei dem irrationalen „Kern" der „Bewegung", der keiner ist: sondern nur noch das pseudoidealistische Kreisen um eine Mitte roher Gewalt, das in vielen variierenden Wendungen immer wieder als „Rückschlag" charakterisiert wird:[13]

„Eine neue Seelenlage der Menschheit, die mit der bürgerlichen und ihren Prinzipien: Freiheit, Gerechtigkeit, Bildung, Optimismus, Fortschrittsglaube, nichts mehr zu schaffen haben wollte, wurde proklamiert [...]." Es ist die „Abkehr vom Vernunftglauben [...] als ein irrationalistischer, den Lebensbegriff in den Mittelpunkt des Denkens stellender Rückschlag, der die allein lebensspendenden

---

13 Vom „Rückschlag des Geistes" hatte Thomas Mann schon 1927 gesprochen. Thomas Mann an Dr. Supf, 29.03.1927, zit. nach: Sontheimer, S. 80.

Kräfte des Unbewussten, Dynamischen, Dunkelschöpferischen auf den Schild hob, den Geist, unter dem man schlechthin das Intellektuelle verstand, als selbstmörderisch verpönte [...]. Von dieser Naturreligiosität ist viel eingegangen in den Neo-Nationalismus unserer Tage" (266). Ein philosophischer Rückschlag also. Die politische Bewegung werde so „vom Geistigen her" gestärkt:

> Dazu gehört eine gewisse Philologen-Ideologie, Germanisten-Romantik und Nordgläubigkeit aus akademisch-professoraler Sphäre, die in einem Idiom von mystischem Biedersinn und verstiegener Abgeschmacktheit mit Vokabeln wie rassisch, völkisch, bündisch, heldisch auf die Deutschen von 1930 einredet und der Bewegung ein Ingrediens von verschwärmter Bildungsbarbarei hinzufügt, gefährlicher und weltentfremdender, die Gehirne noch ärger verschwemmend und verklebend als die Weltfremdheit und politische Romantik, die uns in den Krieg geführt haben. (267)

Mit dieser früheren „Weltfremdheit und politischen Romantik" meint er auch sich selbst, die Position der *Betrachtungen eines Unpolitischen*. Von diesen, wie er sie nennt, pseudogeistigen Zuströmen, die hinter die *Betrachtungen* zurück oder über sie hinaus gehen, werde der Nationalsozialismus gespeist, der als Bewegung Teil sei einer „Riesenwelle exzentrischer Barbarei und primitivmassendemokratischer Jahrmarktsrohheit, die über die Welt geht, als ein Produkt wilder, verwirrender und zugleich nervös stimulierender, berauschender Eindrücke, die auf die Menschheit einstürmen". (267) Der Zeit seien die „sittigenden und strengen Begriffe, wie Kultur, Geist, Kunst, Idee" abhanden gekommen. „Entlaufen scheint die Menschheit wie eine Bande losgelassener Schuljungen aus der humanistisch-idealistischen Schule des neunzehnten Jahrhunderts, gegen dessen Moralität, wenn denn überhaupt von Moral die Rede sein soll, unsere Zeit einen weiten und wilden Rückschlag darstellt." Die Freiheit wird zum bourgeoisen Gerümpel getan und erscheine nun wieder in „zeitgemäßer Gestalt als Verwilderung, Verhöhnung, als Losbändigung der Instinkte, Emanzipation der Rohheit, Diktatur der Gewalt." Der Politikstil ist dabei ein „Groteskstil mit Heilsarmee-Allüren, Massenkrampf, Budengeläut, Halleluja und derwischmäßige[s] Wiederholen monotoner Schlagworte, bis alles Schaum vor dem Munde hat. Fanatismus wird zum Heilsprinzip, Begeisterung epileptische Ekstase, Politik wird zum Massenopiat des Dritten Reiches oder einer proletarischen Eschatologie, und die Vernunft verhüllt ihr Antlitz". (268 f.) Der „philosophische Rückschlag", verbunden mit diesem Politikstil, bedeute in der politischen *Praxis*: Gewalt. Sie drohe Deutschland (mit diesen spezifisch deutschen Ursachen), ist andernorts (mit anderen Ursachen) aber konkret zu beobachten:

> In Polen werden vor den Wahlen Führer der Opposition verhaftet und der Staatspräsident beschimpft das Parlament im Jargon eines Gassenjungen; in Finnland entführen und misshandeln die Lappos Andersgesinnte; in Russland denkt man den Hunger derjenigen, denen man die Lebensmittel entzog, um auf dem Welt-

markt Verwirrung damit zu treiben, mit dem Blute erschossener Gegenrevolutio-
näre zu stillen; die Geheimnisse fascistischer Kerker sind nicht ganz Geheimnis
geblieben; von den Verbannungsinseln für Gegner des Systems weiß man auch,
und noch besser kennt man die Mittel mechanistischer Gewalt, mit denen Südtirol
nationalisiert wird, Mittel, mit denen heute München und morgen Berlin italie-
nisch gemacht werden könnte: Die Gewalt beweist sich damit selbst, sonst nichts,
und das ist auch nicht nötig, denn alle Rücksichten außer ihr sind gefallen [...].
(268)

Hier spricht kein „unwissender Magier", unwissend, „weil schlecht informiert,
weil wirklichkeitsfern".[14] Sondern jemand, der die Bedrohung durch Verfolgung
ganz klar vor Augen hatte. Der deutsche Nationalismus sei vor allem „Hass" –
„nicht auf die Fremden" zuerst, sondern „auf alle Deutschen, die nicht an seine
Mittel glauben und die er auszutilgen verspricht, was selbst heute noch ein um-
ständliches Geschäft wäre". Der Rassenmord wird dabei mitgedacht und benannt: „Das Wunschbild einer primitiven, blutreinen, herzens- und verstandes-
schlichten, Hacken zusammenschlagenden, blauäugig-gehorsamen und stram-
men Biederkeit" lasse sich in Deutschland allenfalls nach „zehntausend Auswei-
sungen und Reinigungsexekutionen" verwirklichen. (270)

Als Ganzes ist diese Argumentation bis hierher bemerkenswert: Sie beginnt mit
einer Beschreibung der wirtschaftlichen und politischen Situation, führt über die
kulturpsychologische Deutung des Nationalsozialismus, dann über den Verweis
auf Entwicklungen in anderen Ländern, anderen Systemen hin zur konkreten
Warnung vor bevorstehender Gewalt. Vergleicht man die Argumentationsschrit-
te, wird deutlich: Wo Thomas Mann über wirtschaftliche, innen- und außenpoli-
tische Gegebenheiten spricht, beschreibt er sachlich, wohl informiert, bemüht,
die Sorgen und Nöte der Bevölkerung ernst zu nehmen, zugleich die Ratlosig-
keit vor der Situation eingestehend. Letztlich sind es nicht die Nöte und Sorgen,
die ihn wirklich aus persönlicher Erfahrung bewegen. Ganz anders bei der kul-
turpsychologischen Deutung der Ursachen des Nationalsozialismus: Hier wird er
scharfzüngig und leidenschaftlich, denn es geht ihn an: aus erster Erfahrung.
Thomas Mann konnte die „geistigen Zuströmungen" des Faschismus – das verdeutlicht Philipp Gut – aufgrund einer „gewissen Affinität" zu bestimmten Ele-
menten dieser Geisteswelt einer besonders intimen Kritik unterziehen: Bei der
Analyse des „Rückfalls" konnte er „auf seine eigene Kampagne gegen die Zivi-

---

14 Mann, Golo: Der Bruder zur Linken: Heinrich Mann, in: Mann, Golo: Man muss über sich selbst
schreiben. Erzählungen, Familienporträts, Essays, hrsg. von Tilmann Lahme. Mit einem Nachwort
versehen von Hans-Martin Gauger, Frankfurt/Main 2009, S. 100–111, hier S. 103 [zuerst: *Frankfurter Allgemeine Zeitung*, 21.09.1974]. Golo Mann hatte Joachim Fest sein Einverständnis gegeben, das Zitat „unwissende Magier" als Titel für sein Buch über Heinrich und Thomas Mann zu
verwenden und hinzugefügt: „Und natürlich werden sie dem Titel den rechten Sinn zu geben wissen." Golo Mann an Joachim Fest, 26.06.1985, in: Mann, Golo: Briefe 1932–1992, hrsg. von Tilmann Lahme und Kathrin Lüssi, Göttingen 2006, S. 291. Golo Mann habe später, so Hans Rudolf
Vaget, die isolierte Verselbständigung der Wendung als irreführend erkannt. Vaget, S. 141.

lisation zurückgreifen".[15] Und auf das literarische Werk: Die Kulturdialektik des Rückschlags wird von Thomas Mann, so Hermann Kurzke, „aus den Problemen seines eigenen dichterischen Schaffens" entwickelt.[16]

> Die Künstlersehnsucht Tonio Krögers, aus der Überreflexivität in das Glück der Naivität zurückzufinden, die Suche nach dem „Wunder der wiedergeborenen Unbefangenheit" in „Fiorenza", Aschenbachs Absage an den „unanständigen Psychologismus der Zeit" [...]: aus all dem [sprach] ein Leiden am Erkennen und eine rückwärtsgewandte Sehnsucht nach einem einfacheren Zustand.[17]

Hier aber, in der Rede von 1930 wie auch in früheren Äußerungen dieser Jahre, ist entscheidend, dass Thomas Mann erklärt, der irrationalistische Erkenntnisverzicht im Politischen bedeute Gefahr und Gewalt: Im Politischen bedeutet er die „Verhunzung" (wie es später öfter heißt[18]) dieser Sehnsucht; der Nationalsozialismus ist „verdreckte [...] Mystik", „verhunzte [...] Lebensphilosophie"[19], die „romantische Barbarei"[20] – mit der Betonung auf der Barbarei. Deutlicher als mit dem Hinweis auf „Reinigungsexekutionen" und den „Kerker" kann Thomas Mann die Konsequenz nicht ausdrücken. Diese Deutung ist zwar zum Teil ästhetisch-kulturpsychologisch, sie ist aber in ihrer Deutlichkeit nicht ästhetisierend, also mitnichten verharmlosend. Auch befreit Thomas Mann sie von einer nationalpsychologischen Verengung, indem er auf Polen, Finnland, Italien verweist. Die Gewalt, die sich selbst beweist: Das ist der totalitäre Herrschaftsanspruch, den er als generisches Merkmal faschistischer – und mit dem Verweis auf die Sowjetunion – nicht nur faschistischer Bewegungen benennt. Damit nimmt er ein Argument der Totalitarismustheorie auf.[21]

Was folgt, was im zweiten Teil der Rede folgen muss, ist der konkrete politische Appell, den Thomas Mann nur an *seine* Zielgruppe, an das Bürgertum, richten kann: Dieses solle sich der Sozialdemokratie öffnen und mit ihr gegen den Nationalsozialismus stellen. Zugleich wird dabei eine weitere Ursache des nationalistischen Zulaufs aus der Gegnerschaft zum internationalen Marxismus erklärt: Die von den Nazis geschürte Angst vor dem Kommunismus führe den einen Teil des Bürgertums an die Seite der Nazis. Die Angst vor dem Wort Marxismus allein des anderen Teils lasse diesen erstarren und verstocken und verhindere eine wirkungsvolle Opposition gegen den Nationalsozialismus; der Platz des Bürgertums sei an der Seite der Sozialdemokratie. Das war rein praktisch gedacht.

---

15 Gut, S. 216.

16 Kurzke, Hermann: Thomas Mann. Epoche – Werk – Wirkung, Dritte, erneut überarbeitete Auflage, München 1997, S. 223.

17 Ebd.

18 So zum Beispiel in *Bruder Hitler* (1938), Essays 3, S. 305–312, hier S. 307.

19 Mann, Thomas: Tagebücher 1933–1934, hrsg. von Peter de Mendelssohn, Franfurt/Main 1977, Eintrag vom 7.9.1933.

20 Thomas Mann: Goethe und Tolstoi, in: Mann, Thomas: Gesammelte Werke in 13 Bänden, Frankfurt/Main 1990, Band IX, S. 169.

21 Vgl. Kurzke, S. 225.

Über Manns Vorstellungen von Sozialismus mag man streiten. Wenn er um 1930 mehrfach sagte, er sei „Sozialist",[22] dann liegt dem zum Einen die innere Einsicht in den Sinn praktischer Ziele der Sozialdemokraten zugrunde. In der *Deutschen Ansprache*:

> Der sogenannte Marxismus der deutschen Sozialdemokratie besteht heute in der Betreuung einer dreifachen Aufgabe: sie bemüht sich erstens, die soziale und wirtschaftliche Lebenshaltung der arbeitenden Klasse zu schützen und zu bessern, sie will zweitens die doppelt bedrohte Staatsform erhalten, und sie will drittens die aus dem demokratischen Staatsgeist sich ergebende Außenpolitik der Verständigung und des Friedens verteidigen. In diesen Bestrebungen und Willensmeinungen erschöpft sich heute in praxi der Marxismus der deutschen Sozialdemokratie. (271)

Dieses sozialistische Bekenntnis war „nicht auf eine utopische Zukunft gerichtet",[23] sondern war ganz einfach Unterstützung für die Weimarer Republik und vor allem Widerstand gegen den Nationalsozialismus, denn Thomas Manns „Sozialismus" war – zum Anderen – vor allem eine Oppositionshaltung gegenüber dem Nationalsozialismus. In mehreren Briefen nach der Ansprache erläutert er diese Position: „Ich habe für die Sozialdemokratie gesprochen, aber ich mag mich in keiner Weise organisieren [...]". Er hatte Parteibeitritte abgelehnt. „Ich drücke alles ans Herz, was wider den ‚Nationalsozialismus' steht, sogar die katholische Kirche und auch den Kommunismus, der doch irgendwie des Geistes ist, die Gerechtigkeit und das Glück will. Aber die revolutionäre Reaktion [...] hasse ich aus Herzensgrund."[24] Wie sehr der Sozialismus Thomas Manns um 1930 Antinationalsozialismus war, wird ein Jahr später in *Die Wiedergeburt der Anständigkeit* bekräftigt: „Es gibt den Sozialismus und es gibt den Nationalsozialismus. Diesen Gegensatz [...] zum ‚Nationalsozialismus' vermanschen, heißt gröbste politische Bauernfängerei betreiben."[25] Im November 1931 schickt ein Gerhard Eschenhagen Thomas Mann eine nationalsozialistische Streitschrift. Der müsste ja darauf gar nicht eingehen, aber er antwortet:

> [...] Nationalismus und Sozialismus sind Weltgegensätze, und die Entscheidung liegt zwischen ihnen. Man ist entweder Nationalist oder Sozialist [...]. Ich wurzele menschlich und geistig in der bürgerlichen Kultur und bin viel eher zum Repräsentanten der Überlieferung als zum Revolutionär geschaffen. Aber mein Lebensinstinkt lässt mich heute Sozialist sein [...]. Von Ihrem Nationalismus wende ich mich ab. [...] Das Nationale ist ein Sein und unschuldiges Tun, kein Meinen und

22 So in *Bekenntnis zum Sozialismus* (1933), Essays 3, S. 353–358, hier S. 355.
23 Gut, S. 214.
24 Thomas Mann an Georg Hermann, 29.10.1930, zit. nach: Sprecher, S. 83.
25 Thomas Mann: Wiedergeburt der Anständigkeit, in: Mann, Thomas: Gesammelte Werke in 13 Bänden, Frankfurt/Main 1990, Band. XII, S. 661 f.

Maulaufreißen. [...] Die nationale Idee [...] ist heute die bürgerlich-reaktionäre Gegen-Idee zum Sozialismus [...].[26]

Im selben Brief erklärt Thomas Mann, dass er seine Haltung als oppositionell versteht. 1922 hatte er nach der Rede *Von Deutscher Republik* an Ida Boy Ed geschrieben: Er werfe sich einer „reaktionären Welle *entgegen*". Er fühle, „daß die große Gefahr und Fascination einer des Relativismus müden und nach dem Absoluten begierigen Menschheit der Obskurantismus in irgend einer Form ist".[27] Neun Jahre später, 1931, hieß es dann an den Nationalisten Eschenhagen, der sich der Opposition rühmte:

> [V]on nationaler Opposition zu reden, heißt längst die Dinge auf den Kopf stellen. Nationalismus ist Trumpf, ist tonangebend, atmosphärisch herrschend. Macht, Einfluss, Wählermassen, auch das Geld, alles ist sein, und die „Opposition" bilden wir wenigen, die das fast verlöschende Flämmchen deutscher Freiheit und Geistigkeit hinüberzuretten suchen in eine glücklichere Zukunft und dabei leicht unter die Füße (und was für Füße!) getreten werden können.[28]

Mag man über die Gewichtung in der Analyse der Ursachen den Nationalsozialismus bei Thomas Mann diskutieren und auch über seinen defizitären Sozialismus- und situativen Marxismus-Begriff – die Funktionalisierung der Schlagworte im politischen Kampf hatte er klar durchschaut. Und er funktionalisierte sie selbst. Desgleichen reduzierte er die „Komplexität seiner Erfahrungswelt" (wie dargestellt) bewusst,[29] indem er die Irrationalität und Obskurantismus auf die Seite des Nationalismus abdrängte – und sich auf die Seite der „Vernunft" stellte. Diese Reduktion war Wirkungskalkül, wie ein Brief an Emil Liefmann vom 16. November 1930 zeigt: „Die Rede ist ja eigentlich die Simplizität selbst, aber als Aktion hat sie eben doch stark gewirkt, wofür das wilde Dreckschleudern von rechts nur ein Beweis mehr war."[30]

Unabhängig von der Analyse erscheint mir hingegen die klare Sicht auf das, was an Gewalt durch den Nationalsozialismus folgen würde, unstrittig. Ebenso die Einschätzung, wo denn der oppositionelle Standpunkt sei und auf längere Zeit sein würde. Diese Sicht war nicht die eines weltfremden Ästheten. Und sie war auch eben nicht wirkungslos. Thomas Mann erwuchs seit Jahren schon eine publizistische und zum Teil handgreifliche Gegnerschaft. Die Rede 1930 wurde von SA-Leuten gestört; die Veranstaltung, auf der Thomas Mann im Februar 1933 das *Bekenntnis zum Sozialismus* vortragen sollte, war ebenfalls von der SA im Vorfeld vereitelt worden (da befand Thomas Manns sich dann schon auf einer

---

26 Thomas Mann an Gerhard Eschenhagen, 18.11.1931, zit. nach: Sprecher, S. 88 f.
27 Thomas Mann an Ida Boy-Ed, 05.12.1922, in: Mann, Thomas: Briefe II 1914–1923, ausgewählt und hrsg. von Thomas Sprecher, Hans R. Vaget und Cornelia Bernini, Frankfurt/Main 2004 (GKFA 22), S. 455. Eigene Hervorhebung.
28 Thomas Mann an Gerhard Eschenhagen, 18.11.1931, zit. nach: Sprecher, S. 88.
29 Vgl. Gut, S. 216.
30 Thomas Mann an Emil Liefmann, 16.11.1930, zit. nach: Sprecher. S. 84.

Vortragsreise im Ausland, von der er nicht mehr nach Deutschland zurückkehren sollte).

Die Pressereaktion auf die *Deutsche Ansprache* war 1930 heftig. Thomas Manns als Wirkungsstrategie geäußerte Vermutung, sparsame Pointierung erhöhe die Wirksamkeit, wird beispielsweise durch die *Frankfurter Zeitung* bestätigt. Der Vortrag habe viel Widerspruch hervorgerufen, hieß es dort sachlich, was ein Beweis für die Wirkung sei; für den Vortrag wäre es ein schlechtes Zeugnis gewesen, wenn er nirgendwo Widerspruch geweckt hätte.[31] Positiv kommentierten die *Hilfe*, die *Vossische Zeitung* und das *Tagebuch*. Sie standen ziemlich allein. Schon die katholische Presse hatte ihre Schwierigkeiten – die Zusammenarbeit mit den Marxisten war suspekt. Die konservativen Blätter verhielten sich ablehnend, die nationalistischen vernichtend. Das war nicht anders zu erwarten gewesen. „Thomas Mann bei den Juden", hieß es im *Angriff*:

> Man stellte fest: Je länger der Beifall, desto länger die Nase der Beifallspenders […] Eine zahlkräftige jüdische Hörerschaft ging beruhigt nach Hause: Wieder fand sich ein „Deutscher Bürger", der ihre Interessen wahrnahm. Die guten Deutschen aber, die zufällig in den Vortrag hineingeraten waren, pfiffen Thomas Mann weidlich aus.[32]

Hinzu traten offen rassistische Drohungen, kaum verhüllte Verfolgungsdrohungen:

> Wir müssen mit aller Schärfe verlangen, dass diese schreibende Mischung zwischen Indianern, Negern, Mauren und weiß der Teufel was sonst noch, sich nicht mehr deutscher Schriftsteller nennen darf.[33]

Thomas Mann reagierte grundsätzlich sehr sensibel auf Kritik, auch auf die Inferiorste. Tagebücher fehlen aus diesen Jahren; die bisher in Erika Manns Briefausgabe veröffentlichten Briefe zeichnen ein spärliches Bild von Thomas Manns Gemütsverfassung. Thomas Sprecher hat die hier mehrfach zitierten, thematisch einschlägigen Briefe aus der Zeit jüngst veröffentlicht, darunter einen an Félix Bertaux, Anfang 1932:

> Sie können sich denken, dass mein Auftreten in der gereizten Berliner Atmosphäre wenig angenehm war, und dass sich meine Epidermis nicht dick genug erwies, um den von der nationalistischen Presse ausgehenden Schimpfhagel ganz ohne Empfindlichkeit zu ertragen. Der Ekel war zeitweise stark.[34]

Zu fragen ist an dieser Stelle, in welches Verhältnis sich Thomas Manns Selbstwahrnehmung, nämlich *oppositionell* zu handeln, und die Tatsache, dass er das

31 Goll, S. 228.
32 Bergmann, Gertrud: Thomas Mann bei den Juden, Der Angriff, Nr. 85, 23.10.1930, zit. nach: Goll, S. 229.
33 Ebd.
34 Thomas Mann an Félix Bertaux, 08.02.1931, zit. nach: Sprecher, S. 86.

Ziel wilder Dreckschleuderei war, zu dem ebenso selbst wahrgenommenen Status der Repräsentanz bringen lassen. Trat zu dem Ekel vielleicht auch Furcht, diesen Status zu verlieren oder tatsächliche Furcht vor Verfolgung? Thomas Mann war, so die nationalistischen Zeitungen wörtlich, ein „Landesverräter" oder ein „Volksverräter". Was einem solchen blühen würde, kämen die Nazis an die Macht, wusste Thomas Mann 1930/31. An Eschenhagen:

> Ich frage mich vergebens, woher das Dritte Reich jene „Volksglieder" obersten Wahlranges nehmen will, „die sich als Spitzenpersönlichkeiten der Nation auszeichneten", nachdem die „Reinheit der volklichen Geisteshaltung wieder erkämpft ist", unter der Herrschaft des germanischen Rassenkriteriums also. Sie werden außer Landes sein, diese Spitzen, soweit sie nicht auf den Kopf geknüttelt oder „auf der Flucht erschossen" sein werden, und das Dritte Reich wird sich mit jüdischen Renegaten und Mimikry-Virtuosen begnügen müssen. [...] Die großen Deutschen waren Weltgeister, denen es um ganz anderes zu tun war als um die „Reinhaltung der volklichen Geisteshaltung". Für den obersten Wahlrang hätten sie nicht getaugt. Goethe im Besonderen wäre schon heute außer Landes.[35]

Entscheidend ist hier nun der Hinweis auf Goethe. Er zeigt, wohin Thomas Manns Gedanken gehen. Er macht das Exil schon 1931 *gedanklich* möglich. Ein Exil, und das ist wichtig, das die Repräsentanz retten könnte,[36] bei Opposition gegen die Nazis, auch wenn sie herrschten. Die „Spitzen des Landes", die „großen Deutschen", in deren Reihe sich Thomas Mann hinter Goethe stellt, – würden „außer Landes sein". Das ist der offene Ausweg, nicht geplant und nicht gewollt; aber als Möglichkeit hier zum ersten Mal nachweislich gedacht. Seine Haltung und sein Deutschtum würde Thomas Mann nicht aufgeben wollen. Und auch nicht die Repräsentanz. Möglich war dies durch den Gedanken, man könne sie auch außer Landes mitnehmen: Hier ist präfiguriert, was später Gestalt annehmen und auch tatsächlich öffentlich von Thomas Mann geäußert werden sollte, und was vor allem von der Umwelt als Selbstverständnis Manns dann weitgehend akzeptiert wurde. Seinen pointierten Ausdruck fand es in dem berühmt gewordenen Ausspruch bei der Ankunft in den USA: „Where I am, there is Germany. I carry my German culture with me."[37]

Dass Thomas Mann dies schon 1931 denken konnte, hatte zudem einen tatsächlichen Hintergrund: Zur Verleihung des Nobelpreises 1929 hatte Max Rychner geschrieben, es sei „der für das allgemeine Welturteil repräsentativste und bekannteste deutsche Dichter seiner Zeit ausgezeichnet" worden, in dem „das geis-

---

35 Thomas Mann an Gerhard Eschenhagen, 18.11.1931, zit. nach: Sprecher, S. 87 f.
36 Vgl. Sprecher, S. 90.
37 Anon.: Mann finds US Sole Peace Hope, in: New York Times, 22.02.1938, S. 13. Lange war einzig die veränderte Überlieferung durch Heinrich Mann im Umlauf: „Wo ich bin, ist die deutsche Kultur". Mann, Heinrich: Ein Zeitalter wird besichtigt. Mit einem Nachwort von Klaus Schröter und einem Materialienanhang, zusammengestellt von Peter-Paul Schneider, Frankfurt/Main 1988, S. 236.

tige Deutschland in Europa eine würdige und werbende Vertretung findet".[38] Das war in der Schweiz gesprochen, Stimmen aus anderen Ländern bestätigen diese Sicht. Thomas Mann hatte daran, nicht zuletzt mit seinen Auslandsreisen der Zwanzigerjahre gearbeitet; und es hieß nun für ihn: Für repräsentatives Tun war längst Europa der Resonanzraum, mochte es auch oppositionelles Tun sein.

Vor diesem Hintergrund ist auch die öffentliche kämpferische Konsequenz der Jahre bis 1933 zu sehen, die ihr Pendant in brieflichen Äußerungen findet, die zeigen: Thomas Mann sah den Sieg des Nationalsozialismus voraus. Im Juni 1932 schrieb er an Walter H. Perl:

> [E]s graut einem vor den Niederlagen, die ihm [dem deutschen Volk] noch bevorstehen, und die natürlich mit verzweifelter Selbstzerfleischung verbunden sein werden. Die patriotische Reaktion ist heute in vollem Siegen begriffen. Wir werden sehen, was sie aus Deutschland machen wird, nach außen und – woran ihr ja hauptsächlich oder ausschließlich gelegen ist – nach innen. Möge sie sich sättigen. Es wird dann wenigsten klar werden, wo die „Opposition" ist, und wozu heute in Wahrheit Mut und Ehre gehört.[39]

Thomas Mann ordnete seine Stellung im Zeitgeschehen langfristig. Schon 1927 hatte er geschrieben, es sei möglich, „daß der faszistische Anti-Idealismus die allgemeine Geistesform von 1930 sein wird".[40] Aber es dürfe erlaubt sein, zu denken, dass die liberalen Ideen um 1950 eine Auferstehung feiern werden. Anfang der Dreißigerjahre ging es dann nicht mehr um die „vorherrschende Geistesform", sondern um die konkrete Bedrohung. Dem Bewusstsein langfristiger, repräsentativer Überlegenheit entsprechen die nun nach der *Deutschen Ansprache* von 1930 in immer kürzeren Abständen veröffentlichten Stellungnahmen, ja, sie *erlauben* sie; Stellungnahmen, die situativ und pragmatisch begründeten Widerstand gegen den Nationalsozialismus fordern. Zu nennen sind nur beispielhaft, alle aus dem Jahre 1932: *Was wir verlangen müssen*, *Rede vor Arbeitern in Wien* und *Sieg deutscher Besonnenheit!*. Im letztgenannten Text sagt Thomas Mann, er wünsche sich nicht, dass Deutschland zum „blutigen Narrenhaus" entarte. Nationalsozialismus bedeute Gewalt:

> Die Macht um jeden Preis, auf jedem Wege, mit jeder Hilfe: das ist seine „Idee", – die Macht, Deutschland auf den Begriff zurückzuführen, den er, in finsterer Stupidität, sich davon macht. Seine Liebe zum deutschen Volk ist Haß, grün blickender, gierig seine Stunde abwartender Hass auf drei Viertel eben dieses Volkes, die nicht wollen, wie er, nicht die Knüppelherrschaft einer Partei wollen, die nicht einmal eine Partei, sondern ein Mischmasch heterogenster Strebungen, Nöte, Be-

38 Rychner, Max: Literarischer Nobelpreis 1929, in: Neue Schweizer Rundschau 22 (1929), S. 881 f., zit. nach: Thomas Mann im Urteil seiner Zeit. Dokumente 1891–1955, hrsg. von Klaus Schröter, Hamburg, 1969, S. 170 f., hier S. 170.
39 Thomas Mann an Walter H. Perl, 22.06.1932, in: Mann, Thomas: Briefe 1889–1936, hrsg. von Erika Mann, Frankfurt/Main 1961, S. 319 f.
40 Thomas Mann an Dr. Supf, 29.03.1927, zit. nach: Sontheimer, S. 81.

gierden und anderer Idealismen ist. Kein freier Mensch, kein Deutscher, der an den großen geistigen Überlieferungen seines Volkes hängt, könnte auch nur einen Tag lang atmen in dieser Knechtschaft – und übrigens würde das Atmen ihm abgenommen, denn er würde erschlagen werden. Die Totschlagelust steht dieser „Volksbewegung" an der Stirn geschrieben, und man muß verhindern, dass ihre Märchenseele Gelegenheit finde, sich zu betätigen.[41]

Man muss verhindern: Das war ein Aufruf zum Widerstand.

---

41 *Sieg deutscher Besonnenheit* (1932), Essays 3, S. 343 f.

Ulrich Schuch

„The Germany kann me furchtbar leckn!"[1]
Arno Schmidt und die Politik

(Ich behalte mir jede Handlung gegen den Staat vor!: das ist zu meiner Sicherheit
als Mensch nötig! Denn der Staat vermag mich mit Gewalt zu allem anzuhalten,
was seinen verantwortlich-verantwortungslosen Leitern just auszuhecken beliebt:
ich dagegen habe nicht die Macht, den Staat zur Besonnenheit oder Gerechtigkeit
oder Erfüllung seiner Pflichten notfalls mit Gewalt zu zwingen. Also muß ich
ständig – außer dem fundamentalen Recht, den Staat ungefährdet mit all meinem
Eigentum verlassen zu dürfen – Front gegen die Staatswillkür machen. Und
kommt mir ja nicht mit dem vornehmen Einwand: darüber hätte ich kleiner Ange-
stellter ja gar keinen Überblick!!

[…]

Aber es empört sich Alles in mir dagegen, zum Mittanzen, wider mein besseres
Wissen, gezwungen zu sein; und ich werde meine Handlungen dementsprechend
einrichten!)[2]

Das Zitat stammt aus Arno Schmidt Roman „Aus dem Leben eines Fauns", geschrieben 1952/53. Einer, der so etwas schreibt, dessen Werk scheint ideal zu
einer Tagung zu passen, deren Thema heißt „Sich fügen heißt lügen?– Leben
zwischen Gewalt und Widerstand". Doch einige Vorbehalte sind angebracht,
wie wir noch sehen werden. Schmidt stellt sich selbst in eine Reihe mit Jean
Paul Marat und Voltaire und erzählt in seinem Text „Der Schriftsteller und die
Politik" von Voltaires Einsatz für den aus politischen Gründen unschuldig hin-
gerichteten Jean Calas. Voltaire hat man dann auch den „Homme au Calas" genannt.

den ehrlich betroffenen Fragern will ich mein Großbeispiel erzählen, *die* Ermuti-
gung für meine beständige Opposition; die Geschichte, wie der unermüd-
lich=tapfere Widerspruch eines Schriftstellers seinerzeit doch einmal diverse
Großschweinereien von Thron & Altar verhindert hat […][3]

Fünfzehn Jahre war ich, als ich zum erstenmal die Geschichte las; mit fünfzehn
Jahren schwor ich zur Fahne des ‹Homme au Calas›; auf dieser Fahne aber steht:
‹Ni Dieu ni Maître›. Sie verpflichtet die ihr Folgenden zu schärfstem Aufmerken

---

1 Arno Schmidt in einem Brief an Alfred Andersch, in: Arno Schmidt: Der Briefwechsel mit Alfred
   Andersch. Briefe I. Hg. v. Bernd Rauschenbach. Bargfeld/Zürich: Arno Schmidt Stiftung/Haffmans
   1985, S. 104 (Brief Nr. 113, 15.12.56).
2 Die Werke Arno Schmidts werden i.f. nach der Bargfelder Ausgabe (BA), Bargfeld/Zürich: Arno
   Schmidt Stiftung/Haffmans, 1986ff., zitiert. Bei der erstmaligen Zitierung eines Titels erfolgt zur
   leichteren Orientierung die Angabe von Abteilung und Bandnummer (z.B. BA I/1). Hier: Arno
   Schmidt: Aus dem Leben eines Fauns. BA I/1, S. 321. Die Handlung spielt 1939, geschrieben wurde der Text 1952/53.
3 Arno Schmidt: Der Schriftsteller und die Politik. BA III/3, S. 327.

auf Politik und wer immer solche betreibt; d.h.: Regierungen, Kirchen, Militär. Und zum schärfsten öffentlichen Widerspruch, sobald wir einen Mißstand zu entdecken meinen; *lieber einmal zu oft und lieber einmal zu laut, als einmal zu wenig!*[4]

Kurzbiographie Arno Schmidt

An dieser Stelle sei zunächst ein kurzer biographischer Einschub zu Arno Schmidt gemacht. Er wird 1914 in Hamburg geboren, sein Vater war Polizeioberwachtmeister, das heißt, es ist ein kleinbürgerliches Milieu, in dem Schmidt groß wird, keine Arbeiterschaft, und das spielt eine Rolle für seine spätere politische Haltung. 1928 stirbt der Vater, die Familie zieht um nach Lauban in Schlesien. Schmidt besucht die Oberrealschule in Görlitz, macht dann eine kaufmännische Lehre bei den Greiff-Werken in Greiffenberg, einem Bekleidungshersteller. Nach dem Abschluss der Lehre wird er „graphischer Lagerbuchhalter". 1937 heiratet er Alice Murawski, wird 1940 zur leichten Artillerie einberufen und kommt 1942 nach Norwegen, macht dort Schreibstubendienst am Romsdalsfjord. Es entstehen in der Zeit schon erste Prosawerke, die so genannten „Juvenilia", auch einige Gedichte. 1945 ist Schmidt kurz auf Fronturlaub, meldet sich wieder zurück in Ratzeburg, hat noch einen kurzen Fronteinsatz, ist dann von April bis Ende Dezember 1945 in britischer Kriegsgefangenschaft und wird schliesslich nach Cordingen in der Lüneburger Heide entlassen. Cordingen ist ein kleines Dorf, und die kleinen Dörfer spielen in Zukunft eine wichtige Rolle im Leben der Schmidts, die in Cordingen ganz bescheiden mit Feldbett und einer umgedrehten Tür als Schreibtisch in einem kleinen Zimmer leben. Schmidt arbeitet an der Hilfspolizeischule Benefeld als Dolmetscher. Er entschliesst sich dann 1946, was sicher ungewöhnlich ist, freier Schriftsteller zu werden. Die Deutschen hatten damals vor allem das Problem des Überlebens und des Neuanfangs nach dem Krieg. Sich in dieser Situation für das unabgesicherte Leben eines Schriftstellers zu entscheiden, zeigt, was für ihn im Leben wichtig ist, und das ist einzig und allein die Literatur, die Beschäftigung mit der Literatur und aus der gelesenen Literatur wieder Literatur zu machen – das ist sein Thema, das steht bei ihm immer im Vordergrund. 1946 erscheint sein Erstling, „Leviathan". Die Schmidts werden 1950 von der Lüneburger Heide nach Rheinhessen umgesiedelt, nach Gaubickelheim, wieder so ein kleines Nest. Schmidt erhält bereits ein Jahr später, 1951, mit anderen Schriftstellern zusammen den „Großen Literaturpreis der Akademie der Wissenschaften und Literatur in Mainz" als Anerkennung für sein Buch „Leviathan". Es kommt dann in den fünfziger Jahren zu Kontakten mit Alfred Andersch und Martin Walser. Schmidt schreibt als Brotarbeiten literarische Radio-Essays, die für damalige Zeiten sehr gut bezahlt werden und helfen, die Schmidts wirtschaftlich über Wasser zu halten. 1955 erscheint der Roman „Seelandschaft mit Pocahontas". Die Schmidts

---

4 wie 3, S. 329.

sind erneut umgesiedelt worden, und zwar nach Kastel, einem kleinen Ort bei Saarburg in der Nähe von Trier, einer ultra-konservativ-katholischen Gegend. Wegen „Seelandschaft mit Pocahontas" bekommt Schmidt eine Anzeige wegen Pornographie und Gotteslästerung. Wenn man das Buch heute liest, kann man das nicht verstehen, jeder Werbeclip ist heute pornographischer und bisweilen auch gotteslästerlicher. Freunde retten die Schmidts nach Darmstadt, in eine städtische Atmosphäre, und die Freunde versuchen Schmidt im Kunstleben von Darmstadt zu integrieren. Das will er aber nicht so gerne und lässt dies nur teilweise zu. Trotzdem ist es schriftstellerisch eine sehr produktive Zeit für Schmidt. Der Gerichtsstand wird verlegt, es gibt bald ein Gutachten, das Schmidts Buch künstlerischen Wert bescheinigt und der Prozess wird niedergeschlagen. 1958 ziehen die Schmidts aus der ihnen zu unbehaglich-großen Stadt Darmstadt nach dem kleinen Dorf Bargfeld in der Lüneburger Heide im Kreis Celle, und da bleiben sie dann auch für den Rest ihres Lebens. 1964 erhält Schmidt den Fontane-Preis. 1970 erscheint Schmidts legendäres *opus magnum* „Zettel's Traum", ein 3-Spalten-Buch, als Typoskript gedruckt, 1364 Seiten im A3-Großformat, 7½ Kilo schwer. 1973 erhält Schmidt den höchstdotierten deutschen Literaturpreis, den „Goethepreis der Stadt Frankfurt". Der Preisverleihung bleibt er fern und lässt seine Frau einen politisch problematischen Text verlesen, auf den im folgenden noch näher eingegangen werden wird. 1977 trifft Schmidt im Wald bei Bargfeld Jan Philipp Reemtsma, den reichen Erben eines Zigarettenimperiums, der bekundet, dass Schmidt eigentlich den Nobelpreis verdient habe und, da ihm den keiner verleihe, Reemtsma ihm eine vergleichbare Summe geben möchte, damit Schmidt in Zukunft unabhängig von wirtschaftlichen Nöten (und die hatte Schmidt, da sich seine Bücher relativ schlecht verkauften) den Rest seines Lebens arbeiten könne. Schmidt nimmt die Gabe an, doch seine Schaffenskraft geht in dieser Zeit bereits zurück. 1979 stirbt Arno Schmidt mit 65 Jahren nach einem Schlaganfall in einem Krankenhaus in Celle.

Früh- und Spätwerk

Doch zurück zu Schmidts Werk, das auffallend zweigeteilt scheint. Man spricht vom Früh- und vom Spätwerk. Schmidt war zeitlebens auf das Anfertigen von Brotarbeiten angewiesen, um sich den Freiraum für seine Romane und Erzählungen zu schaffen. Er schrieb viele Zeitungs- und Zeitschriftenartikel, die dann meist später nochmals gesammelt als Bücher publiziert wurden. Das Frühwerk beschäftigt sich immer wieder mit Kriegserfahrungen, mit Flucht, Umsiedlung der Flüchtlinge und auch mit den Verletzungen und Erfahrungen, die sich daraus ergeben, und mit der Not der Nachkriegsjahre. Die Schmidts hatten schlicht gar nichts, sie lebten am absoluten Existenzminimum, selbst am Schreibpapier mangelte es in den Anfangsjahren. Im Frühwerk finden sich häufig Aussagen zu Politik und Gesellschaft, die meist in sehr dezidiertem, ja polemischem Ton vorgetragen werden und Schmidt den Ruf eines „guten linken Mannes" – was immer das ist – einbrachten. Im Vordergrund steht dabei die intensive Beschäftigung mit der deutschen und englischsprachigen Literatur. Das ist Schmidts dominierendes Hauptthema. Im Spätwerk gehen die politischen Äußerungen zurück. Den Erzählband „Kühe in Halbtrauer" von 1964 sieht die Literaturwissenschaft als Beginn des Spätwerks. Der Titel „Kühe in Halbtrauer" spielt auf das schwarzweiße Fleckvieh an. Literarisch wird Schmidt in dieser Schaffenphase immer mehr zum Erneuerer der Prosaformen. Es entstehen Mehrspaltenbücher, in denen Schmidt versucht, verschiedene parallel ablaufende Bewusssseinsvorgänge nebenenander darzustellen.

Die Literaturwissenschaft zum Thema „Arno Schmidt und die Politik"

Gegenüber dem Frühwerk meinen verschiedene Literaturkritiker im Spätwerk einen Wandel Schmidts vom „guten linken Mann" zum Konservativen, ja zum Reaktionär feststellen zu können. Die intensive Beschäftigung mit dem politischen Standort Schmidts setzte etwa 1982 mit Dieter Kuhns Buch „Das Missverständnis – Polemische Überlegungen zum politischen Standort Arno Schmidts" ein. Kuhn versuchte nachzuweisen, dass Schmidt immer ein Konservativer mit z. T. völlig inakzeptablen Meinungen gewesen sei, es den Wandel von links nach rechts nie gegeben habe und Schmidts Einordnung als „guter linker Mann" auf einem Missverständnis beruhe. Hans Wollschläger hat in seiner Replik auf Kuhns Buch mit dem schönen Satz geantwortet: „Während der Haupttitel a priori deutlich macht, um was es sich handelt, beginnt beim Untertitel [also „Polemische Überlegungen zum politischen Standort Arno Schmidts"] bereits das Missverständnis selbst: Es muß heißen ‚Politische Überlegungen zum polemischen Standort Arno Schmidts.'" Die Reaktionen auf Kuhns Buch waren z. T. sehr heftig und ablehnend, u. a. auch weil Kuhn die „Ära des Vatermordes", der Demontage des „Idols Schmidt" in der Schmidt-Rezeption einleitete. Eine Reihe von Literaturwissenschaftlern hat im Gegenzug versucht, durch die „Totalästhetisierung" die politischen Aspekte des Werks irrelevant werden zu lassen. Auf die verschiedenen Publikationen soll hier nicht weiter eingegangen werden. Joachim Kleins 1995 erschienenes Buch „Arno Schmidt als politischer Schriftsteller" versucht sich nochmals an dem Thema, wird aber wieder stark kritisiert. Die Gesellschaft der Arno-Schmidt-Leser veranstaltete 1996 auf Einladung der Friedrich-Ebert-Stiftung in Bad Müstereifel eine Tagung zum Thema „Arno Schmidt als politischer Schriftsteller". Einige Aufsätze zum Thema erschienen dann noch bis 1999. Die Diskussion verlagerte sich bald in die ASML (Arno-Schmidt-Mailing-List) im Internet, wo die Meinungen mit großer Polemik aufeinandertrafen und Diskussionen zu Einzelaspekten z. T. über Jahre hinweg ermüdend und oftmals unsachlich und ahistorisch geführt wurden. 2006 erschien dann Jan Süselbecks Dissertation „Das Gelächter der Atheisten. Zeitkritik bei Arno Schmidt und Thomas Mann". Mit einigem Abstand nahm sich Ende 2009 Matteo Schürenberg in seinem Aufsatz „Mit der Zeit, wider die Zeit. Zeitkritik zwischen Ressentiment, Polemik und Gegenwelten: Arno Schmidt als politischer Schrifteller des ‚Steinernen Herzens'" nochmals des Themas an und versuchte eine Erklärung, auch dazu, wie es zu den unterschiedlichen Beurteilung Schmidts als politischer Schriftsteller kam. Die Forschung ist also inzwischen bei der Meta-Rezeption angelangt, der Rezeption der Rezeption. Da macht es Sinn – zumindest im Rahmen dieser Tagung – zurück zu den Texten zu gehen und sich selbst ein Bild von den gesellschatlichen und politischen Aspekten des Werkes zu machen, unabhängig von literaturästhetischen Ansätzen und mit gebührendem Abstand, der verhindert, Aussagen und Meinungen der Protagonisten des literarischen Werks *a priori* mit denen des Autors gleichzusetzen bzw. zu verwechseln.

Der Ich-Erzähler im Frühwerk

Im Frühwerk Arno Schmidts treten meist Ich-Erzähler auf. Da diese z.T. gleich alt wie Schmidt sind und bisweilen die ein oder andere biographische Übereinstimmung mit Schmidt aufweisen, hat die Schmidt-Rezeption wie selbstverständlich angenommen, dass Schmidt identisch mit dem Ich-Erzähler in seinen Werken sei. Das heißt, man hat angenommen, die vom Ich-Erzähler geäußerten Ansichten und Meinungen seien die Ansichten Arno Schmidts. Dafür gibt es aber keine stichhaltigen Belege. Schmidt hat sich nie politisch engagiert, war nie in einer Partei oder in einer anderen Gruppierung Mitglied, es gibt außerhalb des literarischen Werks fast keine politischen Äußerungen. Auch in seinen Briefen sind diese rar. Und wenn sie auftauchen, kann man nicht sicher sein, ob Schmidt hier tatsächlich seine eigene Meinung kund tut oder ob es sich um eine gezielte Aussendarstellung handelt, bei der der Inhalt so gewählt ist, dass er beim spezischen Adressaten eine bestimmte Wirkung erzielt. Schmidt lädt allerdings in seinem pseudo-theoretischen Text „Berechnungen" zur Verwechslung ein:

> Man gewöhne sich daran, Ansichten, auch politische, literarische Urteile etc., für nicht mehr zu nehmen, als sie sind: Meinungen des Verfassers: jeder Leser kann seine eigene haben, s'il vous plaît![5]

Die Rezeption hat auch nahezu übersehen, dass im dem – aus politischer Sicht – gescholtenen Spätwerk der Ich-Erzähler z.T. fehlt und stattdessen mehrere Personen in Dialogen kommunizieren. Es ist viel spekuliert worden, welche der Personen nun das *alter ego* des Autors seien. Eine klare Zuordnung fehlt aber und daher fehlt auch die Zuordnung der oftmals konservativ-reaktionären Ansichten. Es bleibt einem Autor natürlich unbenommen, konservativ-reaktionäre Ansichten, die er in der Bevölkerung ausmacht, seinem Roman-Personal in den Mund zu legen. Seine eigene politische Meinung tut der Autor damit selbstverständlich nicht kund.

---

5 Arno Schmidt: Berechnungen. BA III/3, S. 104.

Der Staat ist mein Feind: Opposition und die Legende vom „guten linken Mann"

Doch lassen wir nun endlich die Texte sprechen.

»‹Der Staat›??: Der Staat iss doch mein Feind!« erklärte sie unbefangen=erstaunt: »Der macht doch mit uns, was er will: und meist das Falsche! Denken sich die I-dioten denn, wir merkten das nich? Hat er mein Eigentum und mich geschützt? Bezahlt, ernährt und bekleidet er mich ausreichend??« (sie spreizte die Ellenbo-gen als Beweis; und schüttelte, völlig durchdrungen, den schmalen Kopf): »Nee: erst komm' die Menschen!« (Und dann ne ganze Weile gar nischt: Sehr richtig.) [...][6]

An anderer Stelle heißt es kategorisch:

Der Staat hat immer Unrecht –[7]

Die Begriffe „Opposition" und „Widerstand" tauchen bei Schmidt immer wieder auf. Hierzu einige Zitate:

Ich will Ihnen sogar diese unfaire Frage beantworten: ich begrüße Opposition in *jedem* Fall. Wie sagte JEAN PAUL MARAT sehr richtig?: ‹Unruhe ist die erste Bürgerpflicht!›[8]

was wäre die Welt ohne ‹Opposition›?[9]

Einer, der den allgemeinen Rüstungsfimmel nicht mitmacht, ist den (meist finan-ziell) Interessierten halt ein ‹präsumtiver Landesverräter›. Vom ‹Roten Terror in der DDR› kann mit *ganz respektablem* Gewissen eigentlich nur Der deklarieren, der währenddessen übersieht, wie die sogenannte ‹Bundesrepublik› seit gut 2 O-lympiaden mit 50 Millionen Paar Beinchen auf ‹Schwarzen & Braunen Terror› zu sprintet! Neinein; *Opposition muß sein!*; schon als bloß=leise Mahnung zum Bril-leputzen für Jeden allzu Selbst=Sicheren. Und eine Demokratie ohne Wider-spruchskünstler wäre keine mehr.[10]

Resümee: Freiheit ist was wunderschönes. Opposition *muß* sein.[11]

Oft stehen bei Schmidt die Aussagen zu Gesellschaft und Politik in direktem Zu-sammenhang mit Schriftstellern oder der Stellung des Schriftstellers in der Ge-sellschaft. Bei allem bleibt also die Literatur im Vordergrund der Beschäftigung.

A.: Oh ja, mein Lieber; denn der ideale Untertan, wie die Regierungen ihn sich brünstig wünschen, wäre: während seines 8=Stunden=Tages bienenfleißig; wäh-rend seiner Freizeit in abgeschmackte Zerstreuungen eingewiegt oder nationale Träume oder religiöse; nachts zeugt er fummelig seinesgleichen .....: Neinein!

---

6 Arno Schmidt: Das steinerne Herz. BA I/2, S. 72.
7 Arno Schmidt: Urkundlich belegt. BA III/4, S. 97.
8 Arno Schmidt: Ein unerledigter Fall. Zum 100. Geburtstag von Gustav Frenssen. BA II/3, S. 115.
9 Arno Schmidt: Das Geheimnis von Finnegans Wake. BA III/4, S. 51.
10 Arno Schmidt: Nachschlagewerk im Werden. BA III/4, S. 269.
11 Arno Schmidt: Armes Deutschland. BA III/4, S. 410.

Was gut ist, das ist anscheinend unvermeidlich ‹in der Opposition›. Überall. Denken Sie an unsere, rundum verehrten Dichter: Dante? stirbt als fluchender Emigrant. / Schiller?: flieht vor seinem tyrannischen Herzog. / Dostojewski?: ins Totenhaus geschickt. / Victor Hugo: im Exil. / Unser gutmütiger, achsohumoristischer Fritz Reuter?: Wissen Sie, daß der Mann als ‹Politischer› *zum Tode* verurteilt war?! Dann zu 30 Jahren ‹begnadigt›?! Später gar – welch Manna träuft doch zuweilen auf uns herab! – amnestiert..... *(hart):* in Wahrheit gebrochen für immer: zum grölenden halbvertierten *Quartalssäufer* hatte ‹man› ihn gemacht! – *Wir* tun freilich stark gebildet; und haben ihre Werke, elegant gebunden, in sorgfältig entschärfter Auswahl, abends auf dem Bücherbrett stehen: freilich, wer einmal an Mystik gewöhnt ist, befindet sich bei klarer Deutlichkeit am übelsten! Aber ein helläugig Schaffender mit Zivilcourage?: das ist, rechts wie links des Eisernen, so ziemlich das Unerwünschteste, was ein Minister sich vorstellen kann.[12]

Schmidt geht auch gerne mit Schriftstellern und Politikern ins Gericht, zum Beispiel mit Gottfried Benn, den er bezüglich der Rolle des Kunst- und Kulturträgers in der Gesellschaft zitiert und kritisiert:

Der »Kunstträger ... weiß kaum etwas von *vor* ihm und *nach* ihm, lebt nur mit seinem inneren Material« ..... das wäre freilich ein leichter Beruf, wo man sich nur um so eine reduzierteste Ein=Mann=Welt zu kümmern brauchte, und sein Hätschelseelchen Monologe girren zu lassen! Etwas von »*nach* ihm« zu wissen, wie BENN sich geistreich ausdrückt, verlangt wohl Niemand; aber daß er nun auch kaum etwas von *vor* sich wissen dürfe? Und wenn ‹draußen› ein Hitler auftaucht, dann ist es nicht nur meine verdammte Pflicht & Schuldigkeit als Künstler, sondern sogar reiner Selbsterhaltungstrieb, das Affen=Monstrum derart zu erläutern, daß dem BENN'schen »Kulturträger« der Wahlzettel in der Hand wackelt. Wer nach BENN'schem Rezept nur »mit seinem inneren Material lebt«, ist nicht der »Kunstträger«, sondern der *Drückeberger!*[13]

An verschieden Stellen benutzt Schmidt den Begriff des „guten linken Mannes". Dichter, die für Schmidt in diese Kategorie gehören, sind z.B. Philippe Françoise Fabre d'Églantine, ein Dichter der französischen Revolution und Schöpfer des Revolutionskalenders, oder auch der zeitgenössische Dichter Fritz Reuter.

Und ein unverächtlicher Dichter war Fabre: gebürtig aus Carcassonne (1755), in einem steifen Bürgerhaushalt; dem er folglich entlief; Soldat probierte und Schauspieler (noch heute gilt sein ‹Philinte et Molière› als eines der besten, ‹klassischen›, Charakterstücke der französischen Bühne). Schon früh erhielt er bei den ‹Blumenspielen› der Dichter zu Toulouse den Preis der ‹Wilden Rose›, der Églantine, und fügte sie seitdem seinem Namen zu. Man wußte hier wohl im Nationalkonvent, warum man gerade ihn zur Neugestaltung des Kalenders heranzog: ein guter linker Mann; sprachgewaltig und naturverbunden – trällerte nicht das ganze Volk sein Liedchen »Il pleut, il pleut, bergère«? – dazu vor allem fleißig und verläßlich, kein genialer Bummler.[14]

---

12 Arno Schmidt: Armes Deutschland. BA II/2, S. 150.
13 Arno Schmidt: Muß das künstlerische Material kalt gehalten werden? BA III/3, S. 492.
14 Arno Schmidt: Germinal. BA III/3, S. 403.

Wiederbewaffnung und Adenauer

Schmidts Roman „Das steinerne Herz" trägt wesentlich zu Schmidts vermeintlicher politischer Einordenbarkeit bei. Das 1956, mitten im kalten Krieg erschienene Buch hat den Untertitel „Ein historischer Roman aus dem Jahr 1954". Schmidt schreibt also einen „historischen Roman", der zeitgenössisch ist und ist der erste Schriftsteller im Westen, der sich mit der DDR literarisch auseinandersetzt. Dabei macht Schmidt etwas, was man heute als „absolutes no-go" bezeichnen würde: er stellt die DDR fair da, jenseits aller damaligen zeittypischen Ideologien und Abgrenzungen. Er schaut sich die BRD und die DDR an und beschreibt, was in beiden Staaten gut und was schlecht ist. Das machen seine Protagonisten, ganz ausgewogene Beobachter.

Die zunächst positive Beurteilung der SPD weicht bald der Enttäuschung und Ablehnung, spätestens mit dem Godesberger Programm der SPD und deren Unterstützung der Wiederbewaffnung.

Gegen unsere Restauration: »Die Weimarer Zeit waren die intelligentesten Jahre, die Deutschland je erlebt hat!« Die intelligentesten Jahre; die freiesten Jahre; die glaubens= und uniformlosesten Jahre. Er kicherte vor SPD am ganzen Leibe, und wir wurden wieder einiger.[15]

‹Preußen› für ‹Militär›: der Raubstaat par excellence; und vom Volk instinktiv als solcher gefühlt=erkannt. Wenn je einer war, der sich zähe und historisch=wolfshaft großfraß, spartisch=römisch, auf Kosten Anständigerer: man vergleiche nur das Beispiel Hannover! Und ich schwieg erbittert: das kannte ich aus dem Ff, Schaumann=Havemann.: Wer im vierzigsten Jahre noch nicht an Deutschland verzweifelt .... Jeder anständige Mensch SPD ....[16]

Die Wiederbewaffnung und Militarisierung Deutschlands ist für Schmidt unerträglich und hat ihm masslose Angst bereitet, die Angst vor dem dritten Weltkrieg. Damit stand er nicht allein. Die Angst der Bevölkerung vor einem dritten Weltkrieg zeigte sich noch nach Schmidts Tod in den Protesten gegen den NATO-Doppelbeschluss.

‹Wehrdienstverweigerunk›?: Wo selbst die SPD, die sogenannte ‹Opposizjohn›, ‹für die Landesverteidigunk› schtimmt?: »Die solltn sich lieber ufflösn; Denen sage ich voraus, daß sie 61 bloß noch 15% aller Schtimm' kriegn.« (‹Koalizjohn & Opposizjohn›?: das ist wie ‹Nichts & Gegen=Nichts›!). –[17]

Geradezu prophetisch für die heutige politische Situation der SPD erweist sich ein Zitat aus dem Jahr 1975:

---

15 Arno Schmidt: Das steinerne Herz. BA I/2, S. 13.
16 Arno Schmidt: Das steinerne Herz. BA I/2, S. 57.
17 Arno Schmidt: Das steinerne Herz. BA I/2, S. 48.

Die SPD: eine Linke, die mit der Linkn nich fertich wird.[18]

Überraschend wenig Äußerungen gibt es zur CDU.

der erste Diener seines Staates. Wählt bestimmt auch CDU: weils NSDAP noch nich wieder giebt, und die hier rüstet ja ooch uff![19]

Hier ist anzumerken, dass „Das steinerne Herz" zu einer Zeit geschrieben wurde, als Schmidt von der o.g. Anklage bedroht war. Er war damals auf der Suche nach einem neuen Verlag. Dieser verlangte dann auch eine gewisse „Säuberung" des neuen Buches um nicht auch vor Gericht zu landen. Eine Aussage, wie die oben zitierte, konnte Schmidt nur öffentlich machen, in dem er sie einer Romanfigur in den Mund legte.

Schmidts „Hauptfeind" ist aber nicht die CDU. Die Inkarnation seiner Gegnerschaft ist Konrad Adenauer. Auf ihn wird alle Gegnerschaft projiziert, er steht für die Restauration, für die Einbindung der alten Nazis (z.B. Staatsminister Globke, dem Kommentator der Nürnberger Rassengesetze), für die Wiederbewaffnung und für die Zementierung der deutschen Teilung. Hier sei daran erinnert, dass das Grundgesetz eigentlich vorgab, die Wiedervereinigung anzustreben und dass die Sowjetunion in den 50er Jahren – nur wenige Jahre nach dem Krieg – Deutschland die Wiedervereinigung anbot und im Gegenzug die Blockfreiheit dieses neuen Deutschlands in der Mitte von Europa forderte. Das hat Konrad Adenauer, dessen selbsternannter „Enkel" Helmut Kohl gerade wieder für die Wiedervereinigung geehrt worden ist, ganz bewusst abgelehnt. Adenauer hat sich stattdessen zur NATO und damit zur Blockbildung bekannt und den Kalten Krieg, wie ihn Deutschland erlebt hat, eingeleitet.

Wenn ich nicht schon von Geburt Atheist wäre, würde mich der Anblick Adenauer=Deutschlands dazu machen![20]

»*Was iss eigentlich der Grund,* warum ‹Die Bundesrepublik› so auffällig kampflos den ganzen Osten der Sowjetisierung überläßt?«: Dr. Adenauer (dem die Deutschen in einem ihrer periodisch=üblichen – und nur dem Nichtkenner befremdlichen – Akte politischer Selbstentmannung die absolute Mehrheit gaben) empfängt seine Direktiven noch stärker vom Vatikanrom als von Washington: der evangelisch=klare Osten interessiert ihn, als ausgesprochene ‹Ketzerzone›, also nicht nur nicht; sondern er müßte sogar – und völlig mit Recht! – für seine allerchristlichste parlamentarische Mehrheit fürchten, wenn die 10 Millionen, jetzt sogar sauber=atheistisch geschult, Stimmen der DDR seine Waagschale hochschnellten; sein aus Kanonen und Kruzifixen gebastelter Thron zusammenstürzte.[21]

---

18 Arno Schmidt: Abend mit Goldrand. BA IV/3, S. 43.
19 Arno Schmidt: Das steinerne Herz. BA I/2, S. 91.
20 Arno Schmidt: Das steinerne Herz. BA I/2, S. 21.
21 Arno Schmidt: Das steinerne Herz. BA I/2, S. 82.

»Ja sicher!«: Jetzt aber wird auf Anweisung der Firma Pacelli & Eisenhower aus den berufenen 6 Westländern ein zu Drei Vierteln katholischer Block gebildet, in dem jede Opposition leicht mundtot gemacht werden kann. Greise Politiker?: Makrobioten!: Wenige sterben und Keiner dankt ab; Churchill, Stalin, Adenauer, der Papst: voller Altersfrechheit, eisiger Rücksichtslosigkeit, und greisenhaftem Eigensinn, reiten sie ihre Völker immer tiefer in Atomunheil und bebrüllte Dienstbarkeit: wenn die Opposition mal im Staatsrundfunk sprechen darf, ist nach 2 Minuten garantiert Sendestörung: ‹Wir bitten unsere Hörer um Entschuldigung›!²²

Schmidt geht sogar so weit, Adenauer mit Repräsentanten des Faschismus gleichzusetzen.

Den kleinen (aber sehr hellen) ‹Adenauer›; (der langsam mit dem ‹Franco› zu verschmelzen schien).²³

‹*Konrad Hitler annektiert Bernburg=*Schaumburg²⁴

Wiederbewaffnung, Kriegsangst und die Kriegserlebnisse sind immer wieder reflektierte Themen in Schmidts Prosa. Hierzu gehört auch eine dezidierte Meinung über den Soldatenberuf, lange vor der gesellschaftlichen Diskussion zum Tucholsky-Zitat „Soldaten sind Mörder".

A.: Ja. Sein Ideal ist das niedrigste, was es überhaupt geben kann: das Kriegerische!²⁵

ein ‹guter Soldat›?: das heißt ‹ein schlechter Bürger›! Und umgekehrt.²⁶

Wenn wir bloß mal wieder so weit kämen, wie im Mittelalter, wo jeder Soldat als ‹unehrlich› galt, ungefähr – und mit Recht: der »Gegner« hat ihm auch nie was getan! – wie ne Art Henker, und jeder anständige Bürger von ihm abrückte!²⁷

Jeder Beruf will ja wohl florieren; und wo Berufstotschläger sind, werden sie also auch den Totschlag wollen.²⁸

Schmidt stellt die Befürworter der Wiederaufrüstung in eine Linie mit den Nazis:

Gewiß: ein Regime, was aufrüsten will, *muß* doch einfach auf jene Elemente zurückgreifen, die damals bei Hitler oben schwammen: andere melden sich doch nicht freiwillig zu so was!: Wer sich darüber wundert, oder s gar leugnen will, muß schon arg naiv sein!²⁹

---

22 Arno Schmidt: Das steinerne Herz. BA I/2, S. 83.
23 Arno Schmidt: KAFF auch Mare Crisium. BA I/3, S. 74.
24 Arno Schmidt: KAFF auch Mare Crisium. BA I/3, S. 72.
25 Arno Schmidt: Dya Na Sore blondeste der Bestien. BA II/1, S. 322.
26 Arno Schmidt: Das steinerne Herz. BA I/2, S. 24.
27 Arno Schmidt: Aus dem Leben eines Fauns. BA I/1, S. 370.
28 Arno Schmidt: Fouqué und einige seiner Zeitgenossen. BA III/1, S. 86.
29 Arno Schmidt: Das steinerne Herz. BA I/2, S. 64.

Der allseits in der BRD als „Diktatur" apostrophierten DDR stellt Schmidt kühn die „Bundesdiktatur" gegenüber:

> *Dann, nach dem Westen gewandt,:* »In einem neuen Staat .....« (usw., genau wie oben: bloß statt DDR eben Bundesdiktatur: wer eine Volksabstimmung über die Wiederaufrüstung derartig brutal verhindert, verdient keinen anderen Namen! Also Ihr: raus mit dem Kruzifix aus der Linken, der Maschinenpistole aus der Rechten!)[30]

Schmidt formuliert an vielen Stellen die unheilige Trias aus Staat, Militär und Kirche und resümiert gewohnt plakativ:

> Die Welt hat nicht eher Ruhe, bis der letzte Minister=General am Darm des letzten Pfaffen gehängt ist![31]

Wiedervereinigung und Existenzberechtigung zweier deutscher Staaten

Die Romanform ermöglicht es Schmidt immer wieder, gegensätzliche Positionen darzustellen. Die Literaturwissenschaft ist überraschenderweise nicht wirklich auf diese einfache Erklärung von scheinbar widersprüchlichen Aussagen im Werk gekommen, was an der immer wieder gemachten fälschlichen Gleichsetzung von Autor und Romanfiguren liegen mag. Zum einen prangert Schmidt die Wiederbewaffung als Todesstoss für die Wiedervereinigung an, zum anderen lässt er seine Romanfiguren Theorien entwickeln, warum es die DDR geben müsse.

> »*Freie Wahlen zur Wiedervereinigung?!*« fragte ich scharf: »die können *Sie* doch gar nicht ehrlich wünschen!« (dämpfte auch sein Aufbrausen mit der Hand): »Schadet auch gar nicht: der Westen wills ja auch nicht!« Und: »Konkurrenz muß sein; das ist ganz gut.« Er widersprach erneut: nach seiner Darstellung ersehnte die SED nichts brünstiger! »Haben Sie sich auch dabei überlegt, Herr Eisendecher, daß bei solchen Wahlen die westdeutsche Bundesrepublik *durch ihre bloße dreifache Stimmenzahl* Alles hier bei Ihnen überfahren würde, was Sie sich an Ostmustern aufgebaut haben?: denn selbst vorausgesetzt, *daß* Alle hier bei Ihnen SED wählten – was ja bekanntlich nicht der Fall sein würde! –: vom Westen erhielten Sie lediglich die 4% Stimmen der KPD! *Ihnen* bliebe nur die Rolle einer bedeutungslosen, stets mühelos überstimmten und ständig abschmelzenden Splitterpartei. Oder, wenn Sie vernünftig wären, der bedingungslose Anschluß an die SPD: da müßten Sie aber *auch* noch ganz schön drum bitten!«[32]

> [...] *daß ich jeden Morgen aufstehen, und mich freuen muß, daß es die Deutsche Demokratische Republik gibt! (Und daß mein ostdeutscher Kollege sich vermutlich allmorgendlich erhebe, und die Existenz der Bundesrepublik begrüßen wird!)*

30 Arno Schmidt: Das steinerne Herz. BA I/2, S. 105.
31 Arno Schmidt: Eberhard Schlotter: Das zweite Programm. BA II/3, S. 28.
32 Arno Schmidt: Das steinerne Herz. BA I/2, S. 96.

Das allein nämlich – das Dasein zweier radikal verschiedener deutscher Staaten – verhindert die Machthaber auf beiden Seiten daran, letzte, infamste Methoden gegen die opponierenden unter ihren Staatsbürgern anzuwenden (zumindest kommt immer wieder der Zeitpunkt, wo man die sogenannten ‹politischen Gefangenen› ‹Zug um Zug› entlassen muß). Verhindert im Großen, daß einerseits der Samum der absoluten Konfessionalisierung und Militarisierung voll entfesselt werden kann; auf der anderen Seite muß der totalitäre Staat solange segensreich ‹kurz treten›, als ihm seine Bürger, und relativ einfach, davonlaufen können.[33]

Das ist sicher eine etwas naive Sicht der Dinge. Schmidt war kein politischer Analyst und seine Protagonisten sind es auch nicht. Immer wieder werden politische Situationen aus der eingeschränkten Perspektive des Schriftstellers dargestellt.

[...] aber so ideal eine ‹Wiedervereinigung› auch wäre – niemand könnte ja mehr, als z.b. ein Schreibender, wünschen, daß sich sein Publikum entscheidend vergrößerte! – so sehr bin ich dagegen, daß diese Wiedervereinigung im Geiste nur *eines* der beiden deutschen Teilstaaten vorgenommen würde: *ich will weder schwarz noch rot sein!*[34]

Und seltn vergeht 1 Tag, an dem ich von unserer Regierung nicht gezwungen würde, mich der Existenz der DDR zu freuen: nich weil die 'n ‹Hort der Meinunxfreiheit› wäre – im Gegenteil; die Schriftschteller=drübn sind ganz arme Würstchn! – aber als schtändich zu berücksichtijende Gegengewichte gegeneinander sind die beiden großen Teil=Schtaaten unschätzbar: *nur das* verhindert den perfidesten Terror auf beiden Seiten: die=drübn könn' nich voll auf ‹kommunistisch› drehn: ‹Unsere› nich auf voll ‹katholisch plus nazistisch› – so seh'ich's: so sag ich's!)[35]

Kriegsängste und Auswanderungsgedanken

Die Kriegsängste der Schmidts waren real, wie aus Zeitzeugenberichten, Briefen und Tagebüchern bekannt ist. Hinzu kam das jahrelange Leben am Existenzminimum, die Bedrohung durch den o.g. Prozess und das abgeschiedene Leben in kleinen Dörfern. Die Kontakte zu Verlagen, Schriftsteller-Kollegen und Freunden waren meist auf Briefe beschränkt. Die Schmidts konnten oftmals Personen, Situationen und Entwicklungen nur schwer einschätzen. Aus den Briefen und Tagebüchern scheint bisweilen eine gewisse Verunsicherung, manchmal auch etwas Verfolgungswahn durch. Das kontakariert mit den kraftvollen und sehr pointierten Texten. In der Literatur konnte das herausbrechen, was sonstwo nicht geäußert werden konnte.

„The Germany can me furchtbar leckn!" Das Zitat aus einem Brief an Alfred Andersch von 1956 ist bezeichnend. In dieser Zeit denken die Schmidts tatsächlich daran, nach Irland auszuwandern. Die deutsch-englische Mischsprache

---

33 Arno Schmidt: Deutsches Elend. BA III/3, S. 439.
34 Arno Schmidt: Deutsches Elend. BA III/3, S. 440.
35 Arno Schmidt: KAFF auch Mare Crisium. BA I/3, S. 48.

macht deutlich, dass eine Auswanderung in eine andere Sprache durchaus in Betracht kam. Die englische Literatur lag Schmidt sehr am Herzen. Insbesondere der von ihm verehrte Ire James Joyce, in dessen literarischer Nachfolge sich Schmidt sah, hat ihn sehr beeindruckt und beeinflusst.

Schmidts Beschreibungen des Lebens in der DDR gründen auf eigenen Erfahrungen. Die Familie seiner Frau lebte in Ost-Berlin und es gab einige Familienbesuche. Während der Zeit des Prozesses mag es vielleicht sogar Gedanken an eine Auswanderung in die DDR gegeben haben, jedenfalls kokettieren die Protagonisten der Romane bisweilen mit dem Kommunismus und dessen Errungenschaften.

> (Blieb dann doch stehen; und gedachte der Silberhochzeit meiner Schwester=neulich, drüben in der DDR: die hatte auf mich, in so mancher Hinsicht, vertraut & ‹normaler› gewirkt, mit ihrem Lebens=Standard etwa der Zwanziger=dreißijer Jahre. Weit weniger Autos, (sehr wohlthuend!). Viel billijere Mieten.[36]

> *2 Zimmer, Küche, Bad:* Zentralheizung, Telefon, Müllklappe: 59 Mark Miete (11 Mark 80 schob sich davor: also das Umrechnen wird hier direkt zu ner Zwangsvorstellung!). Aber das war freilich scharmant! (Für 3 Zimmer dann 79. Alles Arbeiterwohnungen. Unbestreitbar eindrucksvoll. Oben der Gemeinschafts=Dachgarten).[37]

> *Guter Rat an die* DDR: ich möchte ihr gern helfen, weil die Leute drüben so rührend ehrlich arbeiten; weil sie tapfer gottlos sind; und gegen den Rüstungsalp A-denauer [...][38]

> »Sie sind=ä – Kommunist?« fragte ich, so leichthin=sachlich wie möglich, das, was mir meine Gewährsmänner sattsam angedeutet hatten. Er schob die Unterlippe so weit vor, wie ich es anatomisch nicht für möglich gehalten hätte.: »*Noch nich.*« sagte er ruhig; fügte auch schwermütig hinzu: »Den Kommunistn SPD; der SPD Kommunist.«[39]

> Wer mich proletarisiert, muß damit rechnen, daß ich ooch noch Kommune wähl'!«[40]

Dritter Weltkrieg und Nachkriegsutopien

Schmidt ist Nachkriegssschriftsteller des zweiten UND des dritten Weltkriegs. Gleich viermal hat Schmidt Varianten dieser letzteren Utopie entworfen, zuerst in „Schwarze Spiegel" 1951, dann in der „Gelehrtenrepublik" 1958, in einer längeren Binnen-Erzählung in „Kaff auch Mare Crisium" 1960 und zuletzt in der „Schule der Atheisten" 1972. In „Schwarze Spiegel" streift der Ich-Erzähler als vermeintlich letzter Überlebender der atomaren Katastrophe durch Niedersa-

---

36 Arno Schmidt: Die Abenteuer der Sylvesternacht. BA I/3, S. 463.
37 Arno Schmidt: Das steinerne Herz. BA I/2, S. 88.
38 Arno Schmidt: Das steinerne Herz. BA I/2, S. 97.
39 Arno Schmidt: Piporakemes. BA I/3, S. 414.
40 Arno Schmidt: Seelandschaft mit Pocahontas. BA I/1, S. 395.

chen, bis er eine Frau trifft, die ihn aber wieder verlässt. Es ist eine postatomare Robinsonade, bei der die individuelle Perspektive des Ich-Erzählers dominiert. In der „Gelehrtenrepublik" dagegen ist die atomare Katastrophe schon eine Weile vergangen. Der Journalist Charles Henry Winer reist im Zukunfts-Jahr 2009 als neugieriger Beobachter und Berichterstatter durch den Hominiden-Streifen, eine verstrahlte Region, die sich durch die USA zieht, trifft Zentauren und andere durch atomare Einwirkungen entstandene Chimären, um schließlich zu der künstlichen schwimmenden Insel IRAS zu gelangen, auf der Künstler und Wissenschaftler in einer angeblich optimalen Gelehrtenrepublik leben sollen. Er trifft aber auf eine dekadente Gesellschaft, die sich im Niedergang befindet und die für den fortdauernden Kalten Krieg instrumentalisiert wird. Winer wird desillusioniert. Die Menschheit hat wieder einmal nichts aus der Kriegs-Katastrophe gelernt – genau wie nach dem Zweiten Weltkrieg. In „Kaff auch Mare Crisium" erfindet der zeitgenössische Buchhalter Karl Richter zur Unterhaltung seiner Freundin eine post-Atomkriegsutopie, in der die Erde völlig unbewohnbar geworden ist und nur noch auf dem Mond einige Amerikaner und Russen unter starken Einschränkungen vegetieren und sich trotzdem weiter im Kalten Krieg befinden. In der im Jahre 2014 spielenden Novellen-Comödie „Schule der Atheisten" schliesslich hat ein Atomkrieg Europa und große Teile Asiens unbewohnbar gemacht. Es existieren nur noch zwei Mächte: die USA, die sich zu einem Matriarchat gewandelt haben und das tradionsverhaftete Partiarchat China. Beide befehden sich gegenseitig und unterhalten je ein Reservat. Das Reservat der Amerikanerinnen befindet sich in Dithmarschen an der Eider und hat sein Zentrum im Nest Tellingstedt, wo ein Patriziertum mit Duldung der Amerikanerinnen ohne demokratische Legitimation regiert und wo es an Rohstoffen, Brennstoff und Lebensmitteln mangelt. Eine Bedrohung aus dem All führt dazu, dass Amerika und China sich zu Gesprächen in Tellingstedt treffen. Es würde zu weit führen, all die Beziehungen und Verwicklungen hier zu beschreiben. Obwohl der Ost-West-Konflikt der dem Buch zugrunde liegende Plot ist, bleibt der Text doch weitgehend resig-nativ-unpolitisch und komödienhaft. So ist denn auch das vielleicht bekannteste Zitat aus dem Buch bezeichnend:

> »Die ›Wirkliche Welt‹?: ist, in Wahrheit, nur die Karikatur unsrer Großn Romane!«[41]

In allen vier Nachkriegs-Utopien kultivieren die Akteure und Gesellschaften nach der Katastrophe ihre alten Vorurteile und Feindbilder, während sie sich in der vorübergehenden Destabilisierung ihrer Welt versuchen zurecht zu finden, ohne dabei zu bemerken, dass sie geradewegs auf die nächste Katastrophe zusteuern. Mag in den 50er Jahren noch der Aufruf an die Menschen, den gleichen Fehler nicht noch schlimmer und fataler zu wiederholen einer von Schmidts Beweggründen gewesen sein, in der „Schule der Atheisten" spürt man Pessi-

---

41 Arno Schmidt: Die Schule der Atheisten. BA IV/2, S. 181.

mismus und Resignation der Figuren und die Politik gerinnt zur oberflächlichen Komödie mit abzusehendem tragischen Ausgang. Schmidts Welt ist die Literatur und er verabschiedet sich vielleicht mit dem Zitat pessimistisch aus der Realwelt und damit aus der Gesellschaft.

Die dritte Wurzel aus P, die 40-Stunden-Woche und das Wahlrecht

Wie eingangs erwähnt, meinen eine Reihe von Literaturwissenschaftlern einen „zweigeteilten" Schmidt ausmachen zu können, den „guten linken Mann" des Frühwerks und den Konservativen, gar Reaktionär des Spätwerks. Zu Schmidts 60. Geburtstag schreibt die FAZ: „Ein Konservativer par excellence." Hatte die Linke Schmidt in den 50er und 60er Jahren vereinnahmt, tat dies in den 70ern die Rechte. Anzeichen für Schmidts „Wandel" meinte man in den Romanen zu finden – in fortgesetzter Verwechslung des Autors mit seinen Romanfiguren, und vergessend, dass im Spätwerk der Ich-Erzähler durch mehrere Personen im Dialog ersetzt wird.

An der elitären Formulierung der dritten Wurzel aus P entzündete sich für viele die Kritik an Schmidt.

> So hattn Wir runde 20000 StimmBerechtichde; die ihrerseits ›6 Beisitzer‹ wähltn; (im strengstn Sinne des Wortes: die durftn, etwa bei der Hälfte Uns'rer Beratungn, ›dabei sitzn‹.) (Und daß es keine ›Gewerkschaftn‹ mehr gab, welche Erlösunc allein dàs! Nein: unvergleichliche Regel dieses ›3. bzw. 9. Wurzel aus P‹).[42]

> KOLDERUP (nun seinerseits unterbrechend): »Aber wie könn' Sie nur so etwas denkn, *liebe*=gnädje Fràu: wo Sie doch wissn, *wie* Wir paar Kulturträger« (›vi vi Paar‹ fährt ihm durch den Sinn): »zuSamenzuhaltn habm: $\sqrt[3]{P}$, Sie erinnern sich, gelt? (Da hab' ich neulich einen intressantn Fund in GUTZKOWS ›Rittern vom Geist‹ gemacht – (1 der GroßBücher, die kommenden Winter vorgenomm'werdn) – der die Zahl der geistigen Elite seiner ›Ritter‹ ebenfalls so angibt: ›100 Zeugen! Die Kubikwurzel einer Million!‹)[43]

> (komm' Se bloß wieder mit Ihrer arrogant=drittn Wurzl aus P an!)«; (dem ›ErfahrungsWert‹ der in einem Volke anzutreffndn KulturTräger. Er macht eine Faust, und ruft, entrüstet): »und die ›=Erzeuger‹ gar nur $^9\sqrt{P}$?! –: bei Euch drübm vielleicht! – ; (bei Uns'ss mindistins de QuadratWurzl! – (?): ›ein armis frigidis FlintnMädchin‹?): »Zieh'n Se Ihre WestHalunkinnin etwa vor!?«[44]

In den 70er Jahren wurde die Diskussion über die 40-Stunden-Woche mit großer Vehemenz in der Öffentlichkeit geführt. Arno Schmidt, der „gute linke Mann", hatte bereits 1956 im „Steinernen Herz" eine seiner Figuren sagen lassen:

---

42 Arno Schmidt: Die Schule der Atheisten. BA IV/2, S. 17.
43 Arno Schmidt: Die Schule der Atheisten. BA IV/2, S. 68.
44 Arno Schmidt: Die Schule der Atheisten. BA IV/2, S. 97.

‹40=Stunden=Woche›?: Nee! Die Landbevölkerung nicht reif: die würden lediglich 8 Stunden länger in der Kirche sitzen.»Sollen sie lieber die Schulzeit bis auf
16 verlängern, und die 48 lassen«.[45]

1961 meint die Figur eines Künstlers:

KÜNSTLER *(gleichgültig=verbissen):* […] Ich bin jedenfalls fleißig. Und von
40=Stunden=Woche weiß ich nichts: 100 bis 120; das trifft's eher. Es kommt ja
nich drauf an, daß Einem was Gutes gelingt, sondern daß man es *macht.* –[46]

In der Erzählung „Kundisches Geschirr" heißt es 1962:

ich komme immer mehr ‹vom Volke› ab, je älter ich werde. ‹40=Stunden=Woche›,
tz! Bei mir liegt das Minimum bei 70, und öfter werden's über 100.)[47]

Arno Schmidt stand meist um 3 Uhr nachts auf, putschte sich mit Kaffee und
Aspirin auf und brachte sich als schwer Herzkranker mit Valium 25 wieder zur
Ruhe. War er wirklich so ignorant, keine Unterschiede zwischen der Arbeit eines Schriftstellers und der eines Stahlarbeiters oder Maurers zu erkennen? 1973
polarisierte Schmidts Dankadresse zum Frankfurter Goethepreis das Feuilleton
und gab den Konservativen freudigen Anlass, Schmidt zu vereinnahmen. Oder
war es eine gezielte Provokation, die ihn in die Schlagzeilen bringen sollte?

Sei es noch so unzeitgemäß und unpopulär; aber *ich* weiß, als einzige Panacee,
gegen Alles, immer nur ‹Die Arbeit› zu nennen; und was speziell das anbelangt,
ist unser ganzes Volk, an der Spitze natürlich die Jugend, mit nichten überarbeitet,
vielmehr typisch *unter*arbeitet: ich kann das Geschwafel von der ‹40=Stun-
den=Woche› einfach nicht mehr hören: *meine* Woche hat immer 100 Stunden gehabt; und ‹Zettels Traum› 25000 erfordert! – es war ein großer Tag, als er fertig
war.[48]

Auch zum Wahlrecht gibt es provokative und durchaus gegensätzliche Aussagen
in Schmidts Werk. Immer wieder werden das Erlöschen des Wahlrechts mit 65
und Prüfungen zur Erlangung des Wahlrechts propagiert.

Ein dürres altes Weib zwergte übern Weg, krumm wie n Fiedelbogen, weiße Fus-
seln an einem Ende, hantierte plärrend vorm Kruzifix:»Die darf nu genau so gut
wählen, deren Stimme wiegt genau so viel, wie die von meinetwegen Ollenhauer:
iss das richtig?!«: »Adenauer würd Ja sagen.« (Aber mal ernsthaft: allgemeines
und gleiches Wahlrecht ist Unsinn: zumindest müßte Jeder erst ne geschicht-
lich=geographische Prüfung ablegen; und mit 65 Jahren das Wahlrecht, aktiv wie
passiv, überhaupt erlöschen!)[49]

---

45 Arno Schmidt: Das steinerne Herz. BA I/2, S. 113.
46 Arno Schmidt: Eberhard Schlotter: Das zweite Programm. BA II/3, S. 28.
47 Arno Schmidt: Kundisches Geschirr. BA I/3 S. 371.
48 Arno Schmidt: Dankadresse zum GoethePreis 1973. BA III/4, S. 463.
49 Arno Schmidt: Seelandschaft mit Pocahontas. BA I/1, S. 401.

In einer längeren Passage im „Steinernen Herz" findet sich eine Diskussion der Romanfiguren über das Wahlrecht in Ost und West und überraschende Kritik an der 5% Klausel:

> *The other way round:* »Giebt es denn bei Ihnen im Westen: freie Wahlen?!« Ich mußte mißmutig am Zaun klauben; nee;: ooch nich. (Wenn einer Partei Unsummen, und der gesamte Regierungsapparat einschließlich Rundfunk zur – grundsätzlich egoistisch mißbrauchten! – Verfügung stehen, und die Großindustrie finanziert sie aus nur allzu begreiflichen Gründen. Und eine andere hat zwar Recht, aber kein Geld: da ist das eben auch schon einseitige, unfaire Bearbeitung des Volkes, dem man somit bewußt den Weg zur Objektivität verlegt.) »Ja, leider: die 5-Prozent-Klausel ist natürlich auch verwerflich« (und umgehbar, wie die ‹Wahlbündnisse› beweisen; wenn eine Partei wie die KPD für 700000 Wähler – also immerhin für anderthalb Millionen Menschen – spricht: so ist es ein übler, unverantwortlicher Trick, sie damit mundtot zu machen. Man stehe zu ihr, wie man wolle!).
>
> *(Traum von der idealen ‹Freien Wahl›* – ungefähr so wie Wielands ‹Gesicht von einer Welt unschuldiger Menschen›, oder ‹Philander von Sittewald›: Jeder müßte mit 21 (bzw. 18) Jahren eine kleine historisch=geographische Prüfung bestehen (die dann alle 5 Jahre wiederholt wird); und ein Zeugnis darüber beibringen, abgestempelt von den 4 bedeutendsten Parteien (das dann am Wahltag, zusammen mit der Legitimation, vorzulegen wäre). Mit 65 erlischt das Wahlrecht unerbittlich, aktiv wie passiv: *es gibt keine Altersweisheit!!* – 4 Wochen vor der Wahl erhält jeder Wähler von staatswegen eine Broschüre: darin stehen jeder zugelassenen Partei (Bedingung 100000 Wähler) 3 Seiten zur Verfügung, um nach Belieben ihr Programm zu entwickeln (und das der Konkurrenz zu zerpflücken). Ansonsten nichts: keine Wahlmänner, Versammlungen, Plakate, Rundfunkansprachen; der Pfarrer, der in der Kirche Andeutungen macht, erhält sofort 50 auf den nackten Hintern (von dem notorischen Dorfatheisten aufgezählt!); ebensowenig Beeinflussung durch die Gewerkschaften. – Na ja.)[50]

Schmidt nutzt die Romanform, um gegensätzliche Positionen darzustellen und auszuprobieren. Sucht man das Werk sorgfältig ab, findet man sowohl im Früh- als auch im Spätwerk immer wieder gegensätzliche Positionen, vorgetragen von den Protagonisten. Oft werden diese polemisch, plakativ, gar im Stammtischton eingestreut, rütteln auf, rufen Zustimmung oder Widerspruch hervor, sind Stolpersteine im Text.

Die Literaturkritik hat Schmidt bisweilen vorgeworfen, einen oligarchischen Aristokratismus der Gebildeten zu fordern. Schmidt ist Schriftsteller und wählt eine polemisch-provozierende Form um zum Nachdenken über scheinbare Selbstverständlichkeiten anzuregen. Zum Nachdenken darüber, wer wählen darf, wie politische Mehrheiten gefunden, erzeugt oder manipuliert werden können, wie leicht Ungebildete Opfer von Demagogen, Populisten, Extremisten oder gar der BILD-Zeitung werden können. Dass Schmidt dem oligarchischen Aristokra-

---

50 Arno Schmidt: Das steinerne Herz. BA I/2, S. 97–98.

tismus der Gebildeten keine Chancen einräumt, zeigen die Nachkriegs-Utopien der „Gelehrtenrepublik" und der „Schule der Atheisten". Dort wird nämlich das Scheitern dieser Gruppierungen vorgeführt, und in der „Gelehrtenrepublik" wird gezeigt, dass die Gelehrten ebenfalls Opfer der Demagogie werden und von den Machthabern für ihre Zwecke missbraucht werden können. Bildung schützt nicht vor Verführbarkeit und Manipulierbarkeit.

War Arno Schmidt ein politischer Schriftsteller?

Man hat Arno Schmidt vorgeworfen, kein politischer Schriftsteller zu sein und behauptet, es handele sich um ein Missverständnis oder Rezeptionsphänomen, das dem linken und rechten Lager genutzt habe. Abgesehen davon, dass Schmidt nie behauptet hat, ein politischer Schriftsteller zu sein, haben ihn die Linken als intellektuelle Gallionsfigur benutzt (ohne dass er sich je von einer Gruppierung vereinnahmen liess) und das rechte Feuilleton hatte einen willkommenen Gegner, an dem man sich abarbeiten konnte. Es ist vermutet worden, Schmidt habe bloss die Charakterrolle des „guten linken Mannes" gespielt, ähnlich wie es in „Caliban über Setebos" über eine Figur der Erzählung heißt:

> Da er jedoch von der Charakterrolle des ‹Guten Linken Mannes› seinen kärglichen Lebensunterhalt zog, glaubte ihm kein Mensch; sicher, für gewisse, auch immer wieder mal anfallende Aufträge, hatte er's bis zum Namen des ‹Dagegen=SCHMIDT› geschafft[51]

Schmidts Protagonisten sind Kleinbürger, also reden sie wie Kleinbürger und vertreten Meinungen wie Kleinbürger, z.T. auf Stammtisch-Niveau. Daraus auf Schmidts politische Urteilskraft zu schliessen ist nicht statthaft.

> Man muß dem Volk nicht nur auf's Maul ›schauen‹, sondern auch ›hauen‹.[52]

In der Unterweltsutopie „Tina oder über die Unsterblichkeit" gibt es eine wunderbar ironische-kabarettistische Anweisung für das Leben, die den Herrschenden sicher gefallen würde:

> *Was ist demnach das beste Rezept* für ein Erdenleben überhaupt, oben wie unten?: »Aufs Dorf ziehen. Doof sein. Rammeln. Maul halten. Kirche gehen. Wenn n großer Mann in der Nähe auftaucht, in n Stall verschwinden: dahin kommt er kaum nach! *Gegen* Schreib= und Leseunterricht stimmen; *für* die Wiederaufrüstung: Atombomben!«.[53]

Und auch Schmidts Briefe, die wenig politische Äußerungen enthalten, helfen nicht unbedingt weiter bei der Beurteilung. In einem Brief an Alfred Andersch

---

51 Arno Schmidt: Caliban über Setebos. BA I/3, S. 498.
52 Arno Schmidt: Abend mit Goldrand. BA IV/3, S. 39.
53 Arno Schmidt: Tina oder die Unsterblichkeit. BA I/2, S. 187.

wendet sich Schmidt gegen die „Kriegshetzer in Bonn und Washington" und schreibt abschließend:

> Ich kenne die Maßnahmen der Regierung nicht, aber ich mißbillige sie![54]

Das klingt wie die Äußerung einer seiner Romanfiguren. Die Literaturkritik ist sich uneins, wie sie all diese Äußerungen in Schmidts Texten einordnen und werten soll. Jörg Drews, Begründer und Herausgeber des „Bargfelder Boten" (der ersten, Arno Schmidt gewidmeten, literaturkritischen Zeitschrift) schrieb in einem Nachruf auf Schmidt 1987: „Den wir für einen Linken gehalten hatten, der entpuppte sich nun [nach seinem Umzug nach Bargfeld Ende 1958, *Anm. des Autors*] als im Grund unpolitisch." Drews korrigierte sich aber 1991 auf einer Tagung in Portland und sagte, dass „Schmidt [...] nicht so unpolitisch war, wie ihm das für die Zeit ab Anfang der Sechziger Jahre immer gern nachgesagt wird." Jan Philipp Reemstma hält Schmidt sogar für einen „politischen Schriftsteller von höchstem Rang".

In „Abend mit Goldrand" liefert die Figur Olmers eine Erklärung für einen „Wandel" von links nach rechts im Leben eines Menschen:

> OLMERS (weise): »In der Jugnd iss ›links‹ normal – einfach als Ausdruck des ›Revolutionierens‹ gegn drücknd gewordne ›Autoritäten‹. Wogegn man im Alter eingesehen hat, daß ›Zerstören‹ unverschämt viel leichter iss als ›Aufbauen‹; und man sich ergo zum ›Erhaltn‹ entschließt: *das* aber heißt, mit dem Fremdwort, ›conservativ‹ – nich ›rechts‹.« (Die ›Rechtn‹ sind *noch* ochsigere Arschlöcher, als d Linkn[55]

Schmidt hatte mit dem Rücktritt Adenauers am 15.10.63 eines seiner selbstgewählten Hauptfeindbilder verloren. Vier Monate davor war Schmidts Erzählungsband „Kühe in Halbtrauer" fertig geworden und erschien 1964 – der Beginn des Spätwerks, in dem die politischen Äußerungen weiter in den Hintergrund treten. Am 22.10.69 kommt dann die SPD/FDP-Koalition unter Willy Brandt an die Macht. Der politische Schriftsteller Arno Schmidt – so es je einen gegeben hat – verschwindet in dieser Zeit. Im Spätwerk nehmen abfällige Äußerungen über Hippies, Studenten, faule, sex- und vergnügungssüchtige Jugendliche zu. Bald nach Erscheinen des Monumentalwerks „Zettel's Traum" 1970 hat Schmidt einen unerwarteten Angriff der linken Studentenszene zu ertragen, der ihm schwer zu schaffen macht. Schmidts Werk galt lange als elitär, nicht lesbar, schwierig. Die Verkaufszahlen der Bücher waren entsprechend niedrig. „Zettel's Traum" kostete zunächst DM 245, später DM 500, war also für viele unerschwinglich. Eine Gruppe von Studenten produzierte überraschenderweise einen Raubdruck von „Zettel's Traum" und verkaufte diesen für DM 70. Schmidt war

---

54 Arno Schmidt: Der Briefwechsel mit Alfred Andersch. Briefe I. Hg. v. Bernd Rauschenbach. Bargfeld/Zürich: Arno Schmidt Stiftung/Haffmans 1985, S. 189 (Brief Nr. 199, 20.9.58).
55 Arno Schmidt: Abend mit Goldrand. BA IV/3, S. 174.

irritiert und tief getroffen. Er sah seine Existenz gefährdet – da er ja vom Schreiben leben musste – obgleich die Raubdrucker ihm sogar einen Anteil am Gewinn anboten, was er natürlich ablehnte. Auch das mag zu Schmidts reaktionären Äußerungen über Jugendliche und Studenten im Spätwerk beigetragen haben.

Der Schriftsteller am Rande der Gesellschaft

Der „Eremit in der Heide", wie die Presse Schmidt gerne titulierte, hatte sich nach dem Krieg immer am Rande der Gesellschaft gesehen. Das Vertriebenenschicksal und Behörden, die ihn ungefragt quer durch Deutschland in kleine Dörfer umsiedelten, führten nicht gerade zur Integration. Hinzu kam eine aus heutiger Sicht völlig abstruse Anklage wegen Gotteslästerung und Pornographie. Die Schmidts waren zunehmend misstrauisch und irritiert. In dem winzigen Dorf Bargfeld im Kreis Celle vergrub sich Schmidt um Ruhe zum Schreiben zu haben. Der Schriftsteller soll „alleine gehen" hatte er in seiner Goethepreisrede dem Publikum entgegengerufen. In „Zettel's Traum" hatte er den gesellschaftlichen Exitus des Schriftstellers beschrieben und dessen Existenz als „außergesellschaftlich" charakterisiert, da der Schriftsteller „extra-soziale Arbeits/LebensBedingungen habe". Politik und Gesellschaft scheinen demnach die natürlichen Feinde des Schriftstellers zu sein. Passt diese Haltung zu einem politischen Schriftsteller?

> Mit anderen Worten: in Richtung Bonn hin zu dekretieren: ‹Ob Jemand KARL MARX besingt, oder die Jungfrau MARIA –: *das ist ganz gleich!* Hauptsache, es wird gut gesungen.›; und nach Pankow hinüber: ‹Der Arbeiter ist *nicht* das Maß der Literatur; sondern er hat sich gefälligst nach ihr hin zu bemühen!›. –[56]

Ist das nicht eine zutiefst apolitische Äußerung? Oder ist es nur wieder Polemik und Show, ein Störgeräusch, das aufwecken und Widerspruch herausfordern soll? Bereits in Schmidts zweitem Roman „Brand's Haide" heißt es über den Rückzug aus der Gesellschaft:

> Als junger Mensch: 16 war ich, bin ich aus Euerm Verein ausgetreten. Was Euch langweilig ist: Schopenhauer, Wieland, das Campanerthal, Orpheus: ist mir selbstverständliches Glück; was Euch rasend interessiert: Swing, Film, Hemingway, Politik: stinkt mich an.[57]

Was ist ein politischer Schriftsteller? Nach heutigen Sprachgebrauch (Brockhaus) bezeichnet der Begriff „Schriftsteller" den Verfasser literarischer Werke, einen Dichter also. Ein politischer Schriftsteller wäre demnach ein Verfasser literarischer Werke (keiner Sachtexte), dessen Hauptthema die Politik ist – so wie einer Märchen, Kinderbücher oder Science Fiction schreibt – immer aber

---

56 Arno Schmidt: Nachschlagewerk im Werden. BA III/4, S. 269.
57 Arno Schmidt: Brand's Haide. BA I/1, S. 165.

Fiktion, also hier: politische Romane, Krimis etc. Auf Schmidt trifft das nicht zu. Die Beschäftigung mit Politik und Gesellschaft sind nicht Schmidts primäre Schreibmotivationen. Schmidts Protagonisten äußern sich zu einer Vielzahl politischer und gesellschaftlicher Themen, nicht mehr und nicht weniger. Die zentralen Themen von Schmidts Büchern sind aber andere. Schmidts Hauptthema ist die Literatur. An einer Stelle zitiert er Justinus Kerner, der schrieb: „Die Politik ist der Tod aller wahren Poesie."[58]

Der Ausdruck Politik wurde nach dem griechischen Πολιτικά (politiká, die politischen Dinge) gebildet und bezeichnet die Angelegenheiten, die die Polis, modern gesprochen: den Staat, das Gemeinwesen, betreffen. Politik „bezeichnet jegliche Art der Einflussnahme und Gestaltung sowie die Durchsetzung von Forderungen und Zielen, sei es in privaten oder öffentlichen Bereichen." Es gibt dabei bis heute keine Einigkeit darüber, ob Macht, Konflikt, Herrschaft, Ordnung oder Friede die Hauptkategorie von Politik ausmachen. Auf ein Handeln sind die politischen Äußerungen in Schmidts Büchern nicht direkt ausgerichtet. Leisten sie einen Beitrag zum politischen Bewusstsein der Leser? Wie wäre das zu beurteilen oder zu messen? Beeinflusst nicht bereits die Beschäftigung mit den in Schmidts Büchern angesprochenen politischen und gesellschaftlichen Themen das politische Bewusstsein der Leser? Der Akt des Schreibens und die anschließende Publikation schaffen Öffentlichkeit und öffentliche Diskussion über die Inhalte, bis heute. Die Bewusstmachung der Probleme und die z.T. polemische Form in der dies geschieht, führten zu heftigen Reaktionen von Links, Rechts und der Literaturkritik. Das ist m.E. politisches Handeln, jedenfalls soweit dies ein Schriftsteller tun kann, dessen Hauptthema NICHT die Politik ist.

Wolfgang Koeppen, Preisträger des Arno-Schmidt-Preises 1984, meinte: „Schmidt war ein Geheimnis. Darf man an ein Geheimnis rühren? Darf man einen, der sich verbarg, dem Gemeinen aussetzen?"

Ich finde Niemanden, der so häufig recht hätte, wie ich!).

– heißt es bereits 1952 in der Erzählung „Die Umsiedler".[59]

58 Arno Schmidt: Die Schule der Atheisten. BA IV/2, S. 196.
59 Arno Schmidt: Die Umsiedler. BA I/1, S. 274.

Publikationen der Erich-Mühsam-Gesellschaft

Die EMG gibt zwei Publikationsreihen heraus: das „Mühsam-Magazin" und die „Schriften der Erich-Mühsam-Gesellschaft". Bisher sind erschienen:

Mühsam-Magazin:

Heft 1 (1989):   (vergriffen)

Heft 2 (1990):   (vergriffen)

Heft 3 (1992):   (vergriffen)

Heft 4 (1994):   Mit der unveröffentlichten Erzählung „Tante Klodt" von Erich Mühsam

Heft 5 (1997):   Mit dem Sylter Tagebuch (1891) von Erich Mühsam

Heft 6 (1998):   Mit Materialien zum Streit um die Mühsam-Rechte

Heft 7 (1999):   Mit Materialien der Tagung „Erich Mühsam und die Kunst" und der Preisverleihung 1997

Heft 8 (2000):   Mit „Im Nachthemd durchs Leben" (1914) von Reinhard Koester, Carl Georg von Maaßen und Erich Mühsam

Heft 9 (2001):   Mit Materialien zum Verhältnis Erich Mühsams zu Senna Hoy, Oskar Maria Graf und Emmy Hennings

Heft 10 (2003):   Mit Materialien zur Rettung der Lübecker Löwen-Apotheke und zur Roten Hilfe

Heft 11 (2006)   Mit Beiträgen zu Margarethe Faas-Hardegger, Johannes Nohl und Peter Hille

Schriften der Erich-Mühsam-Gesellschaft:

Heft 1 (1989):   Chris Hirte: Wege zu Erich Mühsam (vergriffen)

Heft 2 (1991):   Erich Mühsam – Revolutionär und Schriftsteller (2. Aufl. 1997)

Heft 3 (1993):   Erich Mühsam und ... (der Anarchismus und Expressionismus; die „Frauenfrage"; Ludwig Thoma) (2. Aufl. 1998)

Soweit die Hefte nicht vergriffen sind, können sie bei der EMG oder im Buchhandel erworben werden.

Stand: 01/2011

Erich-Mühsam-Gesellschaft e. V., Lübeck

1. Buddenbrookhaus, Mengstr. 4, 23552 Lübeck
2. Sabine Kruse, Charlottenstr. 23, 23560 Lübeck

www.erich-muehsam-gesellschaft.de
www.buddenbrookhaus.de
eMail: info@buddenbrookhaus.de

Längst überfällig war sie. Seit dem 111. Geburtstag am 6.4.1989 existiert sie und soll mit **Ihrer** Unterstützung lebendige Arbeit leisten.

Aufgabe der Erich-Mühsam-Gesellschaft ist es, das Andenken des Schriftstellers zu erhalten, in seinem Geist die fortschrittliche, friedensfördernde und für soziale Gerechtigkeit eintretende Literatur zu pflegen und seine Absage an jede Unterdrückung, Gewalt und Diskriminierung von Minderheiten für die Gegenwart zu nutzen.
Unsere Pläne:

- Aufbau eines Archivs in Lübeck
- Schaffung eines Erich-Mühsam-Museums in Lübeck
- Lesungen und Inszenierungen
- Vorträge und Seminare
- Förderung der wissenschaftlichen Forschung
- Herausgabe weiterer Hefte der Schriftenreihe und des Magazins
- Vergabe eines Erich-Mühsam-Preises

Ein früherer Lübecker Bürgermeister hat – bezogen auf Thomas und Heinrich Mann sowie Erich Mühsam – gesagt: „Dass die auch gerade alle aus Lübeck sein müssen – was sollen die Leute im Reich von uns denken!" Nun – die Brüder Mann mussten emigrieren, Mühsam wurde auf grausame Weise 1934 im KZ Oranienburg ermordet. Das „Reich" ging kaputt …

Der Schriftsteller, Dramatiker, Bänkelsänger, Lyriker, Zeichner, Essayist, antimilitaristische Agitator und Journalist Erich Mühsam gehört zu den bedeutendsten und vielseitigsten kritischen Talenten Deutschlands im frühen 20. Jahrhundert. Es gilt, diesen wichtigen Sohn Lübecks, der für Frieden und Freiheit kämpfte, in das Bewusstsein der Öffentlichkeit zu bringen.

Die Erich-Mühsam-Gesellschaft e. V. ist vom Finanzamt Lübeck nach § 5, Abs. 1 Nr. 9 KstG mit Steuernummer 22 290 77 166 541-HL als gemeinnützig anerkannt.